鎌田 實
Minoru Kamata

○に近い△を生きる

「正論」や「正解」にだまされるな

ポプラ新書
001

はじめに

世界一、とは言わないが、とにかく「変」な本をつくってやれと思った。

「がんばれば幸せになれる」を唯一の「正解」として、日本で生きてきた。

ベビーブームの子供だったので、競争が激しかった。

貧乏だったので、がんばって、がんばって生きてきた。

発展途上国の貧しい国の子供達が「ぼく達は幸せ」と、

豊かになった日本の子供達よりも、目を輝かせている光景を見た。

本当に、がんばれば幸せになれるのか。

唯一の「正解」に不信感が芽生えた。

がんばるという「正解」を、日本人が好きなのは知っている。
でも、がんばらないという「別解」もある。
がんばらないというのは、がんばることを否定していない。
相変わらず、がんばらないと言いながら、ぼくは、がんばっている。
がんばったり、がんばらなかったりが大事。
働きすぎのあなたに、「がんばる」いっぺんとうではない、
○でも×でもない、○に近い△の生き方があることに気づいてほしい。

いい子と悪い子。勝ちと負け。
ぼく達は勝手にそれに○と×をつけてきた。
○と×のレッテルを貼《は》る生き方はお手軽だ。
ぼく達はレッテルを貼るのが好きな動物。
勝ちが○で負けが×、本当だろうか。
子育てに苦労しているお父さん、お母さん、気づいてほしい。

勝ちのような負けがあったり、負けのような勝ちがあったりすることを。
「現実」は、「正解」を超えている。

○と×の発想法は堅苦しくて不自由でおもしろみがない。
○と×の間にある無数の△＝「別解」に、
限りない自由や魅力を感じる。
○に近い△の生き方は、柔らかな生き方だ。
このことを理解できない人は、なにをしても成功しないだろう。
組織の中で潰されそうなあなたに、
無数の△の生き方があることに気づいてほしい。

「正解」や「正論」にこだわらなくなると、考え方が自由になることを、
若い人に気づいてほしい。
「正解」に囚《とら》われないと、多様な価値観がわかってくるようになる。

他の人の生き方に共感したり、拍手を送ることもできるようになる。
相手を汚い言葉でののしるヘイト・スピーチは、下品だと気づくだろう。
唯一の「正解」を信じる生き方は、時代遅れで窮屈だ。
生きるということは、たくさんの△の中で、
「別解」を探していくということ。
○に近い△を生きるということは、
「別解力」をつけるということだ。

まだまだ人がやっていない新しい△はいっぱいあるはず。
フロンティアは残っている。
そろそろ、ぼく達はこの国を変えなければならない。
若い人の力で、この国の生き方を変える時期が来ている。
淀んだ空気の中で空気を読み合うのではなく、
子供や若者のために中高年の人は、

空気をかき回したり、空気を入れ替えたりする、勇気を持ってほしい。
がんばればば豊かになれる、という古ぼけた「正解」から離れて、
○に近い△＝「別解」を見つけていこう。
×でも○でもない、無数の新しい△を信じて、生きてみよう。
人生が輝いてくるだろう、きっと。
生きるのがまちがいなく、おもしろくなる。信じていい。

◯に近い△を生きる／目次

第1章

「正論」や「正解」にだまされるな

――鎌田がカマタを問いただす

あなたにとって大切なものはなんですか

18歳の夏、父親の首を絞《し》めた。

「自由」の大切さがわかった、18歳の夏の夜だった。

「大学に行かせてほしい」というぼくの願いに、父の岩次郎《いわじろう》さんは「貧乏人は勉強なんかするな、働け」と言った。とっさに父の首を絞めた。

青春は戦いだった。

恥ずかしい戦いである。自由を得るための戦いだった。

ぼくを拾って育ててくれた命の恩人の首を絞めた。

自分の思い通りにならないから。ぼくは修羅《しゅら》だった。

父は、息子に首を絞められ泣きだした。

その父を見てぼくの手は緩んだ。泣きながら父が言った。

「それほど勉強がしたいのか。お前に自由をやる」

修羅場《しゅらば》で、ぼくの人生にとって最も大事な自由が与えられた。

「後は自分の責任で生きろ、入学金や授業料のことも全部自分でやってくれ。これから起きる人生のすべてのことを自分の責任で生きるならば、お前は今日から自由だ。うちのような貧乏な人や弱い人のことを忘れるな」

18歳の夏、ぼくは本物の自由を手に入れた。

あの時から、ぼくは自由にこだわりながら生きてきた。

いつもしがらみに負けず、自由でいたいと思ってきた。

「お前は自由に生きているか。しがらみに負けていないか」

自分流の生き方をしているか、いつも自分に問いを発し続けている。

実は、この自由は誰にでもあることに気がついていない人が多い。

自分の自由が見えていないのだ。

ラーメンを食べにラーメン屋さんに入った時、味噌ラーメンにしようか、塩ラーメンにしようか、醤油ラーメンにしようか選ぶことができる。

ぼく達は自由なんだ。人生だって同じ。

人生はラーメン屋さんみたいなもんだ。その時の気分で自由に、分かれ道を選択していけばいいのである。

思いこみの△、勝手な△、時にはふしだらな△。人生とはいろいろな△を選ぶこと。自由に選べばいい。

△の生き方はプロセスを重視する生き方だ。

多様で奥が深く、おもしろい生き方だ。選ぶ道がいっぱいある。それでいて、後悔しない生き方に繋がっていることに気がついた。

今から22年前、チェルノブイリの放射能汚染地域に住む子供達の救援活動を始めた。それはぼくが自由だからだ。チェルノブイリは当時はまだソ連という国だった。

「ソ連みたいな国の子供をなんで応援するんだ」という批判の声を聞いた。放射能の汚染地域なんかに生まれたいと思って生まれてきた子は一人もいない。苦しんでいるなら、子供達に手を差し伸べてなにが悪いんだろう、と思った。誰がなんと言おうと、支援を始めた。

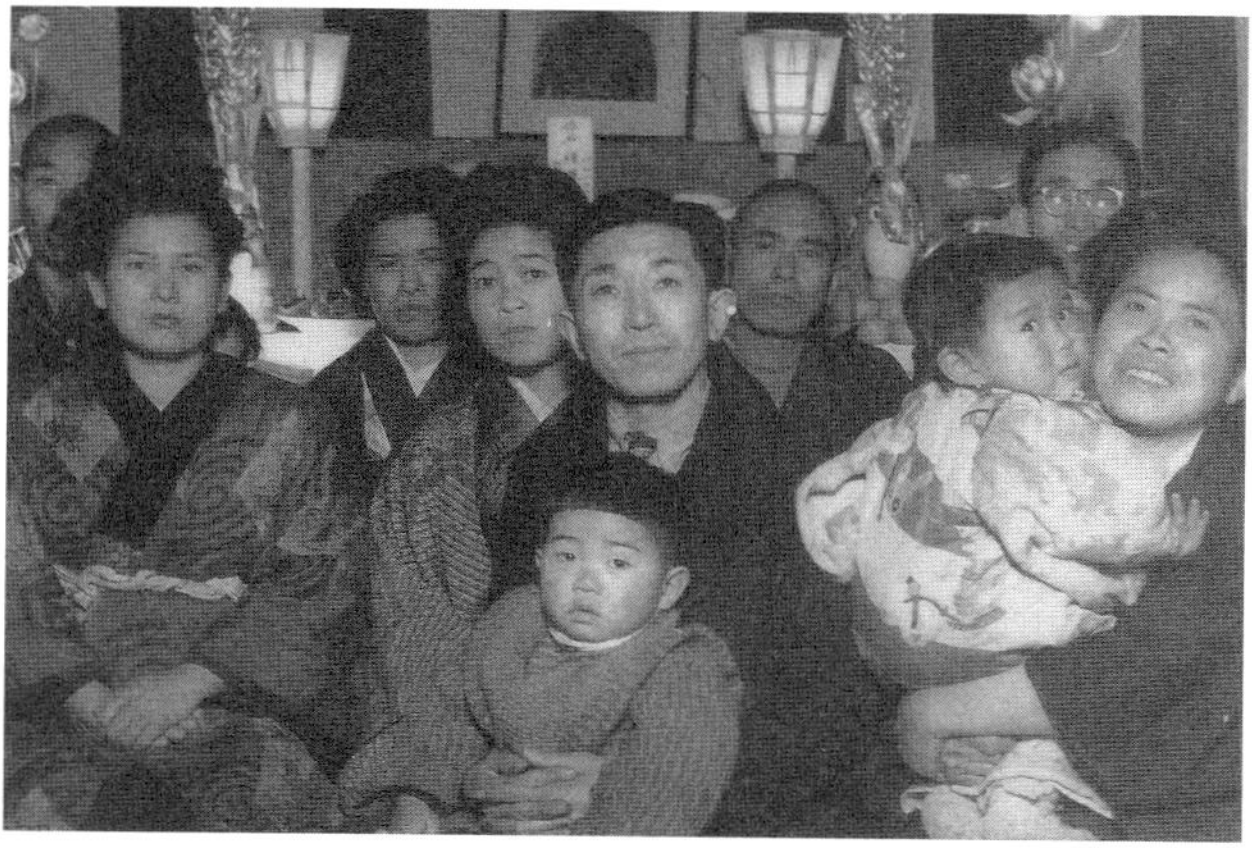

父・岩次郎さんに抱かれる、2歳の著者(中央)。

生きるということは、自分が自由であることに気がつくこと。チェルノブイリには22年間で97回の医師団をだした。約14億円の医療機器や医薬品を支援してきた。子供の命を守る活動は今も続いている。思いこみの△はけっこうパワーがあるのだ。


自分が変な人間であることをよく理解している。

自分がわがままな人間であることもよくわかっている。

それどころか、自分がわがままでいることを大事にして生きてきた。

でもうまく生きてこられたのは、他者のわがままも尊重してきたからだ。

自分が変だから、変な人達にも違和感がなかった。変でいいじゃないか。

家庭の中にも職場の中にも地域の中にも、自分を含めて変な人がいっぱいいる。その一人ひとりが、自分らしく自由に生きる。

自由はバランスだ。

自分の自由を大事にしながら、1％だけ他者の自由を尊重して生きること。

ほんのちょっと他者のことを思うことが大事。

１００％自分の自由だけを尊重すると単なるわがままになる。国と国の関係では戦いになる。このたった１％が大事なんだ。ぼくは今までよく、「１％は誰かのために」ということを言い続けてきた。

自分が一番可愛い。自分のため、家族のために99％は生きてきた。でも、でも、１％だけは誰かのために、と思って生きてきた。

考え方はまったく同じ。自分の自由が大事。99％自分の自由を大事にしながら、１％はいつも誰かの自由を大事にする。これが鎌田の１％理論だ。１％ならどんなに自我の強い人でもやれそうな気がする。この１％が、戦ってでも、人をやっつけてでも生き抜きたいという、人間が持っている本能を暴走させない大切なコツなのだ。

自分が自由であり続けたいと思ったら、他者の自由を大事にすること。

自由はぼくの背骨。背骨がふらふらしないように、ぼくはバックボーンを大事に生きてきた。ぼくにとって最も大切なものは自由だ。

自分の自由を守るためにはどうしたらいいのですか

自由でい続ける勇気がなくなること。それはぼくにとっての絶望的な状態。人の目に負けたり、しがらみに負けたり、自分のやりたいことがやれなくなった時、それがぼくの絶望だ。

チェルノブイリの汚染地域の子供達にも自由をあげたかった。誰でもみんな自由に生きたいのだ。ほんのちょっと手を差し伸べてあげれば、人は自由に生きられる。

どんな人にも差し伸べてあげる手がある。その手を使う自由がある。差し伸べられた手を上手に利用して羽ばたいていく自由がある。手を差し伸べる側も手を差し伸べられる側もみんな自由なんだ。

でもストレスがあふれる中で生きていると、しがらみの中で生きていると、自分を見失って生きていると、自分が自由であることを忘れてしまう。

ノーと言えない性格で、カマタは生きてきた。

「はい」と言って頼まれた仕事は引き受ける。しかしやり方は自分流にこだわる。言われるままにはしない。言いなりになるのが嫌い、素直じゃないのだ。

「はい、わかりました」という返事をすると鎌田は素直な奴だと思われやすいけど、ところがどっこい素直ではない。かなり屈折している。

「はい」と言っておきながら、実は「はい」ではなくて、自分流にやりたいようにやっている。でもいつも相手が満足をするようには心がけている。相手を満足させながら、やりたいことをやりたいと思っているのだ。

生きていると大変なことが何回か必ず起きてくる。だけど、どんな時も自分らしく生きることにこだわってきた。失敗を恐れず、前向きに生きようとしてきた。

いいかげんなのだ。「いい、加減」「加減がいい」なんて言いながら、本当は単にいいかげんなだけ。『いいかげんが　いい』（集英社文庫）なんていう本も書いた。しょせん、なるようにしかならないと割り切っている。正直に言うと、いいかげんと「いい、加減」がまだら状にぼくの中にある。このまだら状がおもしろい、と自分自身思っている。全部いいかげんだったら自分で自分が嫌になってしまうだろう。全部「いい、加減」なんて心配りをしていたらぼくの心は疲れてしまう。

どうしたら絶望を乗り越えられますか

絶望的なことはよくある。その時、絶望にならないで、「絶望的」で終わらせるためには希望が大事。絶望と絶望的は根本的に違う。絶望はつらい。絶望的だとか絶望っぽいっていうのは、たいしたことがないんだ。試練と考えていい。時々あっていいんだ。絶望になりそうでも、自分でこれは試練だって自分をだましてしまえばいいんだ。いつもなんとかなると、いいかげん主義で生きてきた。

基本的には希望なんてまやかし。よくわかっている。

でもまやかしでいいのだ。この「まやかし」が好き。人をまやかすのではない。鎌田がカマタをまやかすのだ。鎌田はこの希望というまやかしに弱い。鎌田は屈折しているので「ちぇっ、希望なんて」なんて言いながら、けっこうこの希望にだまされて生きてきた。言いかえれば単なる「楽観」なのかもしれない。悲観したり悩んだりしたほうがかっこいいことはよくわかっている。うつむいて苦悩していると格好はいいのはわかっているが、つい、うつむきながら笑ってしまう。

でも、でも、心の奥底には人には見せないものがある。そんなものは見せる必要はない。それがぼくの生き方。うつむきながら笑ってしまうのだ。

きっと違う風が吹いてくるなんて、合理的でない勝手な思いこみをするのだ。自由を大事にして生きてきたが、自分の自由を守るのは、いつも希望だった。子供のころ貧乏で、やりたいことがやれなかった。知らないところを見る旅なんてほとんどしたことがなかった。

本が好きな子だった。たくさんの本を読みながら好奇心をパンパンに膨らませた。いつか貧乏から脱出して、自由に、そよ風のようになって旅がしたい、と思っていた。

旅について聞かれるといつも、ぼくはカメラと詩集とそよ風を持っていく、と答える。自分がまるでそよ風のようになって、行った町の路地裏を歩くのだ。そよ風のようになりたいという希望を持ちながら生きてきたら、ぼくの周りの空気が変わりだした。空気がその気になってくれたのだ。ふんわかとしてきた。鎌田には空気をその気にさせるなんてできないから、単に、鎌田がカマタをその気にさせただけなんだと思う。人々の心の中にそよ風のようになって入りこんで、なんだか知らないうちに知らない家でご飯を呼ばれたり、泊まらせてもらったり。そんな自由な生き方をさせてもらっている。

ぼくはそよ風になる技術をどんどん磨いた。福島でも人の家に泊まりこんだり、チェルノブイリでもイラクでも、普通のお宅に入りこんでご飯に呼ばれたり、泊まらせてもらえるようになった。

◯とか×で生きていたら人の家になんか泊まれない。その場の空気が大事なんだ。空気に合わせればいいのだ。我《が》が強くわがままだった自分がだんだんにその場の空気に染まり、その場にある△に溶けこめるようになってきた。△を生きるのがうまくなってきたな、と我《われ》ながら思う。

そよ風なんてまやかしかもしれない。その通り。だまされやすい鎌田はもう一人のカマタにだまされている。本当にそよ風になりきってしまうのだ。自分がそよ風になったと思いこむと世界が変わってくる。とげとげして堅苦しかった世界がふわっと緩やかになって、ぼくを包みこんでいた世界が変わるのだ。

生きていると絶望的な状況に追いこまれることが何回かある。

そんな時、×ではなく△でいいんだと思うと、新しい、いい波が起きやすくなる。

そう、人生は波。

悪い状況が続くと、自分は運が悪くてついてない人間だからずっとダメなんだ、と思いこんでしまいやすい。

でも波って考えると不思議に、絶望的な状況からいい波が始まる。波、だと考えることは希望に繋がる。

×でない、△を生きようとする時、絶望から希望が生まれる。自由なんておおげさに考えなくていいのだ。たいしたことではない。そよ風になる自由なんて誰も邪魔しない。「人生は波」だって考えるのも簡単である。たいしたことではないのだ。「そよ風になる自由」も「人生は波だと考える自由」もたいしたことではないけど、こんなモノが人生をおしゃれにしてくれるんだ。

ささやかな営みの中に小さな自由を積み重ねていく。

そうやってぼくは、絶望につかまえられないように注意している。

どうしたら「別解」にたどりつけますか

「文脈」という、捉え方が大事。○に近い△を目指す生き方は、文脈を見つめる生き方になる。一つの出来事を見つけ、そこからなにをしたらいいのか考えていく時、文脈で捉えていくと、なぜこんなことが起きたんだろう、このままほっとけば、どういう方向に行くのだろうか、それをもっといい方向にするためには、今なにが必要なのかを考えるようになる。

文脈を考えていく中で、ぼく達は「別解力」を養うことができる。

累積赤字4億円の誰も来たがらない病院に来て、健康づくり運動をしたのも、文脈で考えたことだ。眼《め》の前で苦しんでいる人を見た。脳卒中という悲劇をどう減らしたらいいか、文脈を通して「別解力」で考えたのだ。

日本に制度がなかったころ、在宅ケアを始めたのも、日本で初めて老人デイケアを始めたのも、文脈で考えていったことで、必然的に今まで誰もしてこなかった「別解」が見えてきたからである。

累積赤字4億円を返そうなんて、そろばんは一度もはじかなかったのに、借金を全部返し、黒字の病院になった。「もうけよう」という資本主義の正解から21世紀の新しい資本主義の「別解」を考えたのだ。温かいことをしていれば必ず利益は上がってくる。すでにこのことは経営学者のドラッカーが『マネジメント』（ダイヤモンド社）『ドラッカー名著集4非営利組織の経営』（ダイヤモンド社）などで述べていることである。優れた哲学者も、優れた経済学者も、その時代にある「正解」に惑わされず、新しい「別解」を示しただけなのである。別に経済学者でなくても、哲学者でなくても、文脈を考えていけば「別解」にたどり着くことができるのだ。

「別解力」のある生き方をわかりやすく説明してください

人は繋がりの中で生きている。しかし、人との繋がりの中で人は疲れる。時には傷つく。

変な人間がいる。自分も変だからよくわかる。

時々傷つくのはしょうがない。それでも人は一人では生きていけないから、傷つけ合いながら一緒に生きる。どうしたらいいのだろう。

変であることをおもしろがることだ。

この20年間でたくさんのヒットを飛ばした映画監督、スティーヴン・スピルバーグは「自分は失読症だった」とカミングアウトしている。字が読めないのである。日本だったらどうだろう。小学校１年生で字が読めないと、レッテルを貼られる。

スピルバーグは変だったからこそ、画像で勝負をした。字が読めなくても、違う才能があふれていることはよくあることだ。

この20年間で最も世界の人々に影響を与えたと言われている、アップル社のスティーブ・ジョブズも、人との距離のとり方が下手だったようだ。見方を変えれば、「変な人」だった。

ヘルマン・ヘッセもおかしい。ノーベル文学賞をとっているけど何度もつまずいている。エリート校の神学校を退学。自殺未遂。さらに知的障害の施設にも入れられている。人との距離をとるのが下手だったのだろう。結局、勉強は中断したまんま、大学へも行けていない。

大学なんて行かなくてもいいんだと、書店で働きだす。ここで詩を書いたり小説を書きだした。ヘッセは自分がおかしいというのがきっとわかっていたんだと思う。自分の中にある獣が暴れださないように、彼は庭仕事の楽しみを見出す。

草思社の『庭仕事の愉しみ』という本を読むと、人間音痴《おんち》のヘッセがどれだけ、庭に救われていたかがわかる。ヘッセはもしかして、今生きていたら、発達障害という診断を受けていたかもしれない。

ちょっと変わっていることで、人生そのものが自然に「別解」になったのだ。「別解力」のある人の人生は魅力的になる。『車輪の下』とか『郷愁』などシリアスな文学をつくりあげたヘッセの晩年の詩にこんなものがある。

「しかし臨終の前にもう一度、一人乙女を捕まえたい。目の澄んだ　縮れた巻き毛の娘を　その娘を大事に手にとって、口に胸に頬《ほほ》にくちづけし　スカートを　パンティを脱がせる　その後は　神の名において　死を　私を連れて行けアーメン」

ヘッセは最後までおもしろい男だった。悠然と年をとっている。反対にいつもギラギラしている一面もいい。あるいは、自分の中にある獣が暴走しないように、上手にブレーキシステムをつくっている。そんな人生もおしゃれだな、と思った。

人間には本能がある。食べたいとか眠りたいとか、セックスをしたいとか、戦って勝ちたい、などという本能が。この本能が見え隠れしているような生き方をしながら、なんとか、本能を手なずけようとしている。暴走したら、暴走したでしょうがない。ここがヘッセのおもしろいところ。自分が壊れないために、小説を書いていた可能性がある。詩や小説が彼にとっての「別解」であった。

世界的ピアニストの舘野泉《たてのいずみ》は脳卒中で片腕が動かなくなった。フィンランドで生活をしながらコンサート活動を続ける人気のピアニストだった。絶望に落ちこんだ。なんと、彼は左手一本でピアノを弾き出した。「鎌田實いのちの対話」というラジオ番組にゲスト出演してもらった。左手一本で和音と旋律を弾いたら、音楽が見えるようになってきたと話してくれた。「生きることがおもしろくなってきた」という。かっこいい。ピアニストは両腕で勝負するが、「別解」があることに彼は気がついたのだ。

脳卒中で右半身麻痺《まひ》を起こし、左腕のピアニストになって、×ではない△を生きていたら、爆発的に人気がでた。日本中どの街でも大ホールのチケットが売り切れる。◯でも×でもない生き方が人を引き寄せるのだと思う。

今、人気爆発中の佐村河内守《さむらごうちまもる》は突然耳が聞こえなくなった。聞こえなくなったからこそ、クラシックの作曲家になると腹を決めたという。世間の、聞こえないと×という常識に負けなかった。聞こえなくなれば、音楽では致命的。ならば他の芸術をと考えても不思議ではないのに、聞こえなくなったからこそどうしても作曲家になろうとした。「別解」である。

×ではない△を生きていたら、世間が変わったのだ。僕が毎週コメンテーターをしている日本テレビ系の「news every.」でこの作曲家を取り上げた。ぼくは「心を揺さぶられた」とコメントした。それからは毎日この人のCDを夜明けに聞いている。この男は自分でつくった曲を聴くことができない。常に誰かのために、作曲しているのだ。究極の△を生きていると思った。

２０１３年８月、俳優の菅原文太《すがわらぶんた》さんから、中村哲《なかむらてつ》先生の帰国講演会を国会の参議院議員会館のホールで行うので対談をしてくれと、電話がかかってきた。彼は２００３年に「マグサイサイ賞」を受賞している。アジアのノーベル平和賞だ。

中村哲先生は、１９８４年にパキスタンで、ハンセン病を治療する医療活動を始める。アフガニスタンで２０００年に大干ばつがきて、聴診器と薬だけでは命を守れないことに気がつく。医者が井戸を掘りだす。

医者が井戸を掘るのは見事な「別解」だ。現場に立っているからこそ、彼には命を救うためになにが必要か見えてきた。

飲水用の井戸やかんがい用の井戸を掘っているうちに、生活が安定しない限り、政府軍か反政府軍の兵隊に雇われ、戦争が続いてしまうと気づく。

一番は生活。戦争が行われる中で、医者が傷ついた人を一人ひとり治しても、問題の解決にならないことがわかったのだと思う。×より、少しでもましな△を必死に探した。

「鉄砲を買うより、水をひけ」と言い始めた。アフガニスタンは治安が悪くなると、町中に武器がでてくる。その武器で殺し合いが始まってしまう。生活が安定すれば、誰もそんなことはしなくなる。

彼はついに、かんがい用水路をつくりだす。25・5キロ。砂漠に水をひいたのだ。想像を絶する。3000ヘクタールが緑に覆われた。中村哲さんの「別解力」には脱帽。

医師で革命家だった、チェ・ゲバラが「新しい人間」を訴えていた。社会の制度をいくら変えても人間が変わらなければ、世界は変わらない。困難の中にいる誰かのことを常に考える人間を、ゲバラは「新しい人間」と言った。ぼくもゲバラに憧れ「新しい人間」を目指してきたが、中村哲さんは桁外《けたはず》れにすごい。治安がどんどん悪くなっていく中、国際協力機構（JICA）も、アフガンから離れた。しかし、政府軍と反政府軍の間で、中村哲さんの施設は守ろうという話し合いが行われたらしい。「別解」の生き方はパワーがある。

エネルギーの問題はとても大きい。だからこそ、原発絶対推進とか原発絶対反対とか○と×で闘うのではなく、○と×の間にある○に近い△を探していくことが民主主義にとって、とても大切。

平和も同じだ。この国が戦争に流されていかないようにするにはどうしたらいいのか。憲法改正について近々、今の政権は議論を始めると思うが、平和な国を次の若者達にバトンタッチできるようにするために、この国の憲法はどうあるべきか、○と×の間にある△を探すことが問われている。

教育も医療も福祉も環境ももちろん経済も、大きな問題をたくさん抱えている。

○と×とで真っ二つに分かれて、ヒステリックにののしり合ったりするのではなく、○の意見や×の意見を十分に聞いた上で、今の時代に合った△を探すことが大事なんだ。

仕事とはなんですか

プロレスのようなもの。もう20年くらいプロレスは見ていない。

プロレスにはまったことはないが、時々プロレスを見ることはあった。

仕事って格闘技。たたかいである。やる以上は全力投球。汗を流さないといけない。なおかつ勝たなければいけない。

プロレスを見る時に気がついた。見ていると、スター選手が勝つ率が高いのであるが、必ず始めに敵のありていの技が炸裂《さくれつ》して主人公がそれを受ける、ここが大事なのだ。それにまんまとはまって相手の技の見せどころをつくることが大事。

こっちがかなり弱らされたところで、気合を入れ直してこちらから得意技をかけていく。そして最後は自分の最も得意な大技を使って仕留める。相手の技が見栄えのするようにしてあげることが大事。一人では勝負にならない。

これがプロレスの肝だと思う。仕事と似ている。

周りの人がどれだけ気持ちよく仕事ができるか、そんな空気をつくること。

そんな人間関係をつくりながら、最後は戦いだから自分の大技を出す。職場の中でもプロフェッショナルな意識を持って、自分の大技をどこで炸裂させたらいいか常に考えておく必要がある。仕事はプロレスのようなものだ。


「別解力」は新しい考え方を実践すること。実践をするために考えることである。

いい仕事をするためには出る杭《くい》にならないといけない。

出る杭になる以上は、覚悟を決めること。

必ず打たれる。打たれるが、負けないこと。

打たれ強い、出る杭になると、周りがいつか、納得をしだす。

仕事がしやすくなる時が必ずやってくる。

仕事とは、相手の見せ場をつくりながら、自分の得意技で必ず勝利をもぎとること。「がんばらない」けど「あきらめない」のが大事。がんばり過ぎは、壊れやすく、モロイ。「がんばらない」と「あきらめない」の二つの矛盾した面があると、折れないプロの心の持ち主になる。

仕事は自分を成長させてくれる大切なもの。仕事はおもしろい。仕事がなかったら、人生はつまらなくなるだろう。仕事大好き。

恋愛とはなんですか

素敵な人やあったかな人といると心がときめく。

恋愛すると、跳《と》ぶことができる。跳びたくなったら恋愛すればいい。

若いころは、跳びたいがために恋愛をした。変な薬なんか使わずに、舞い上がることができた。素敵な人を見て、心がヒリヒリすることがある。

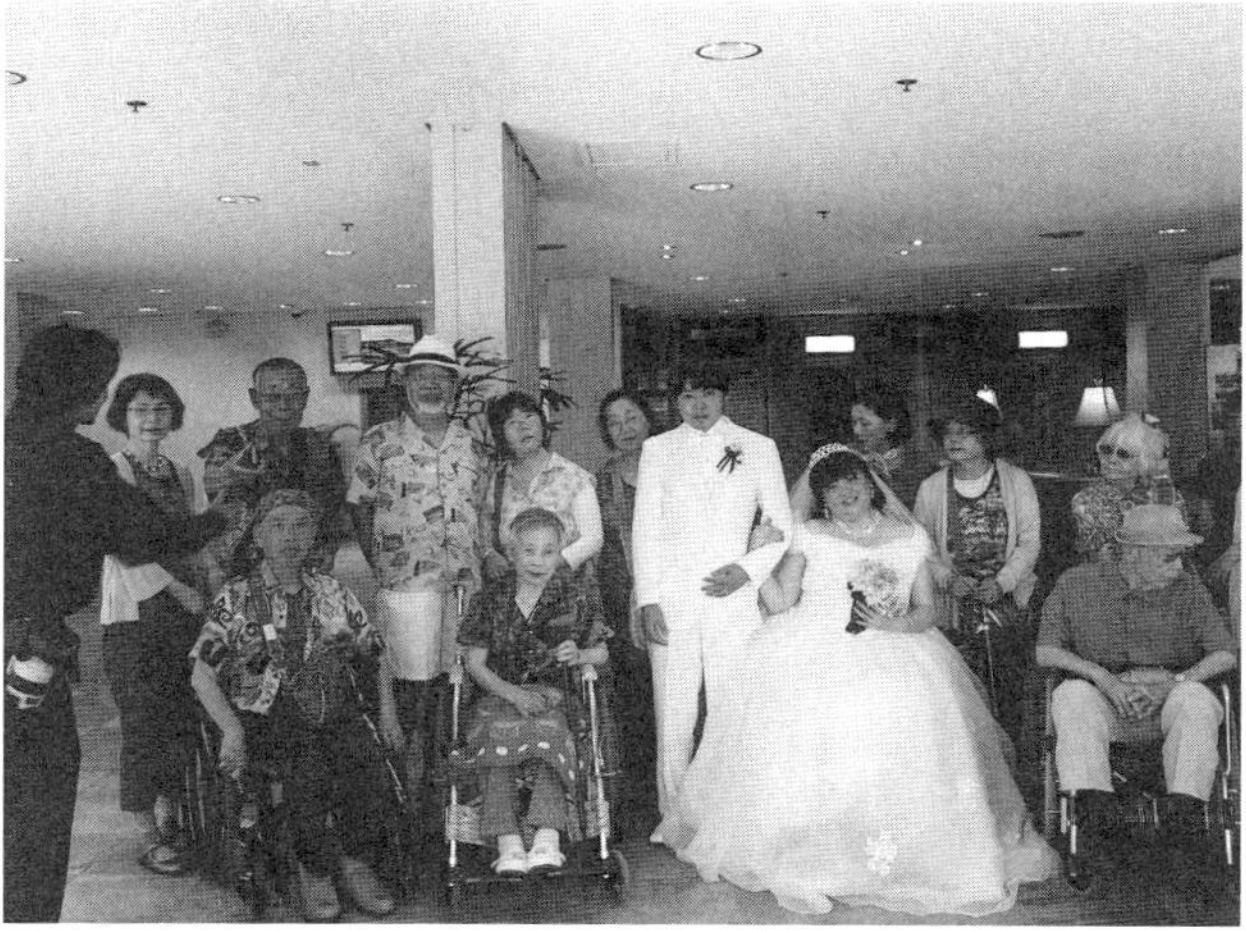

ハワイで結婚式の立会人となる。

こんな人と食事がとれて、二人だけの時間が持てたらどんなに素敵なことか、と思う。それは何歳になってもである。だけど、年をとるとだんだん跳べなくなる。年をとるということはそういうことだ。

恋愛は究極的な錯覚だと思う。絶対的な「正解」、この人は○、と思いこんでしまう。思いこむことのできる幸せ。それが恋愛。結局は誤解や錯覚の上にできあがっているのだが、これがなんと言われようがいい時間なのだ。

２０１３年の５月、ぼくはエリエールのアテントのテレビコマーシャルを撮るためにハワイへ行った。

障がいがあっても、年をとっても、×と勝手に自分で思いこまないでほしい。△という「別解」があるんだ。自由に羽ばたけなければもうだめ、なんて考えずに△でも旅ができるということを伝えたくて、９年前から年に2回、ぼくはボランティアをすることに決めた。

70名近い車いすの人達と今年はハワイに行った。９月には３３０名の人が全国から集まって東北へ２泊３日の旅をした。

障がい者でも、がんがあってもうつ病でも、東北を応援することができる、という「別解」である。障がい者は世話されるという一面だけではないのだ。人のために生きることができるという「別解」もあるのだ。

年をとっても障がいがあっても病気があっても△なら探せる。そう信じてきた。

おむつのアテントとは人生の質を高めるために、おむつをしてでも散歩に出たり温泉に行ったり、仕事をしたり、好きなことができるようにと共同研究をしてきた。

人生は旅と思って、クラブツーリズムといろんな人が参加できる旅のお手伝いをしてきた。そのお手伝いを陰から支えてきたおむつと、ハワイの旅が合体。9月中旬から日曜日の「笑点」という人気番組でこのハワイの光景が放映される。ぜひ見てほしい。たくさんの障がい者が心意気でコマーシャルに協力してくれた。こんな映像は、普通は撮れない。みんなが信頼しあっているから、撮れたのだ。

70名ほどの中にはハネムーンの人もいた。ぼくはその結婚式の立会人になった。女性は41歳。頸椎《けいつい》損傷《そんしょう》で車いすである。ニコニコしている。すっごくいい笑顔。車いすの生活に負けていない。すごいなと思って感心していると、意外なことを話しだした。

大腸がんがあって、肝臓に転移しているのだとか。でも大腸がんは手術してとった。肝臓は今のところ治っている状態だという。再発の兆候は一切ないようだ。この花嫁さんをかいがいしく世話しているのが、元気いっぱいの26歳の花婿。信じられないとぼくが言うと、

「他の人は信じられないかもしれないけど、ぼくはこの人に救われました。仕事がきつくてつらい時、この人の笑顔で救われたのです」

確かに笑顔がすごい。この笑顔ががんを治しているのかもしれない。転移までしたがんが今のところ落ちついているのも、この笑顔が支えている可能性はある。笑うことで、がんと戦ってくれる自然免疫のナチュラルキラー細胞が増えることは、科学的に立証されている。その上、この笑顔はがんを治すだけではなくて、若い男を射止めてしまった。笑顔というのはすごい武器だ。

この優しい花婿にとって、世話をやく相手がいることはとても大事なことのように思えた。世話をやかれる存在があるからこそ、世話をやく生きがいが見つかるのだ。

結婚式が行われた。大事なことはこの二人が好き合っているということ。二

人がお互いを必要としていること。一緒にいると幸せそうなこと。今、二人は恋愛をしている。歳の差を超えて、恋愛をしている。障がいを超えて恋愛をしている。がんを超えて恋愛をしている。

人間は強い。がんがあったらもうだめとか、障がいがあったらもうダメとかそんなことはないのだ。◯と×にぼく達はだまされてきた。がんは×と思いこんだり、障がいは×と思いこんだり、年をとったら×と思ったりする必要はないのだ。41歳でも素敵な26歳を射止めることができる。だから人生はおもしろい。△の生き方をすると人生がおもしろくなる。

二人はまさにハワイで恋愛真っ最中。幸せそうだった。

「恋焦《こ》がれる」という言葉が好き。恋焦がれすぎてしまうのもいい。恋焦がれすぎて燃え尽きてしまうのもいい。どうせぼく達は限りある命を生きている。別に命の長さが問われているのではない。命の質が大事といつも思ってきた。人生の質を良くするためには、恋焦がれる時が人生の中で何回もあったほうがいいと思う。

若者の時に3回くらいはドタバタと、時にはヒリヒリと、時にはワクワクと。結果としてめそめそすることもあるが、めそめそなんて恐れないことだ。あのヒリヒリ感が好き。あなたも、ヒリヒリと人を愛してみませんか。

あの人にとって、ぼくの存在はなんだったのか、失恋しながらどう生きるかを考え続けた。泥だらけの青春だったが、なんだかうれしい思い出だ。

「どんな人に恋焦がれたの」と聞かれた。美しくて、優しくて、よく気がつく、みんなから憧れられるマドンナに恋焦がれたことはあんまりなかった。

いつも楽しそうにしているのに、ふっと悲しそうな顔をしたり、ふっと陰がありそうに見えたり、みんなが見向きもしない、屈折した人が好き。

弱そうで強く、明るそうで暗く、冷たそうであったかく、正義感が強いのに道を踏みはずせる人。まだら状のキャラクターで、周りも本人もつかみどころのない人が好き。

性格が一色で表せる人は、わかりやすくて簡単で素直で扱いやすいけど、趣味じゃない。自分がわけがわからない人だから、わけがわからない人がいい。

２０１３年のＡＫＢ48の総選挙で、ランキングに入れなかった子がいっぱいいる。ぼくが若かったらその中でも、一番みんなから見向きもされない子が好きになるだろうな。まだ誰も気づいていない魅力をぼくだけが知っているなんていうのがいい。本人もまだ気づいていない魅力をぼくが見つけてみるなんてことに、夢中になるだろう。ぼくが若かったら、みんなとは違う「別解」を探すだろうなと思った。

そんなふうにぼくが好きになる作法はちょっと変わっている。恋なんて、みんなが同じ人を好きになっていたらおもしろくない。きれいで、優しくて、思いやりがある子が「正解」かもしれないけど、ぼくは「別解」を探して歩く。

結婚とはなんですか

すべての生活のベースキャンプ。

ベースキャンプの居心地がいいと、人生の戦いに出やすい。

道に迷ってしばらく帰ってこなくても、帰れるところ。

時々道に迷うだけでなく、帰る道を忘れてしまうこともある。隣の芝生《しばふ》がきれいだな、と思って隣の芝生に入りこんでしまうこともある。もう二度と、あんな地獄は嫌と結婚を嫌う人もいる。

でも一番寂しいのは結婚していない人が多くなったこと。少子化社会対策白書が出された。それによると、50歳の時に一度も結婚していない人の割合は男性で2割、女性では1割を超える。

単純に心の問題だけではなく、働くことと密接に関係していると思う。

30〜34歳の男性においては、非正規雇用の男性が結婚している割合は正社員の男性の半分以下。

パートナーがいるほうがいいなと思う人といなくてもいいや、と思う人がそれぞれいても構わないが、取材で人類７００万年の歩みを何度も、アフリカの大地溝帯を旅しながら考えてきた経験から、我々ホモサピエンスはとても弱い動物だと知った。特に子供が弱い。自分達の種を守るためには、家族が必要だった。結婚はしたくない人がそれなりにいていい時代になったが、結婚したいのにできない男女がいるならば、不幸な気がする。

45歳の光川ハルエさんから感動的な手紙をもらった。卵巣がんの手術をしたが再発。抗癌剤の治療をしているという。再発の説明を受けた時、ご主人はとてもつらそうだった。もちろん自分もつらかった。限りある生命ということを、お二人は理解したのかもしれない。

しかし彼女は自分がつらいことを横においた。夫に元気をあげたいと思い、ぼくの本のファンである夫になにかコトバを書いてほしいというのである。

「私を支え続けるのも楽ではない。先生の一言が主人の元気の源になってくれたら……。私もその元気を分けてもらえると思います。ある日、ポストを覗《のぞ》いて鎌田先生のサインがしてある本を夫が見つけたら、どんなに喜ぶことか、想像するだけでわくわくしてしまいます」

すぐに本にサインをして送った。また改めて感謝の手紙がやってきた。光川さんのすごいところは自分がつらいことを横においてパートナーのことを考えているところだ。自分は死んでいくかもしれないが、パートナーがなんとか前を向いて生きていけるように、ぼくのコトバが欲しかったのだと思う。光川さんのコトバが見事に夫婦の大切さを示している。夫が鎌田の一言で元気になる。それが私を元気にする。相手の幸せがまわりまわって自分の幸せになる。自分がつらくても相手の幸せを願う。これが結婚だ。

光川さんからの感謝の手紙にはこんなことも書いてあった。

「人って支えたり支えられたりして生きていくものですよね。がんのため私は無力ですが、誰かのために役に立てる存在でいたいと思います」

大変な状況に陥っている。でも、夫も妻も諦《あきら》めてはいない。できるだけのことをしようとしている。必死に寄り添ってくれるご主人。ご主人の気持ちを豊かな想像力で理解し、おちゃめな贈り物で、夫をビックリさせたいと考える、「別解力」の豊かな妻。

自分の体の中で大変なことが起きていれば、その大変なところに心が引っ張られていきそうになるのに、一緒に暮らすパートナーのつらい心を想像し、その心に寄り添おうとしている。

おそらく自分の病気のことだけ考えていたら息が詰まってしまう。大切な人に心配りをしようとすることで新しい「別解」を見つけたのだと思う。あったかな心が無意識でそうさせたのだと思う。

命の瀬戸際《せとぎわ》に立たされた時はまさに絶対的な◯なんてないのだ。

光川さんは、必死につらい気持ちの中で相手を思いやり、◯に近い△を探そうとしている。投げ出してもいない、諦めてもいない。あったかな心で丁寧に少しでも◯に近い△を探している。そんな心がわかる手紙をいただいた。

こんな素敵な人に頼られて、ありがたいことだと感謝した。一人ひとりの患者さんにそれぞれに合った、◯にできるだけ近い△を探すことのできるプロフェッショナルになりたいと思っている。

◯に近い△。結婚はまさに◯に近い△を探すこと。完璧なパートナーを見つけられた人がいるかもしれないけど、それはおそらく他人から見れば錯覚以外のなにものでもない。

絶対的な◯なんてない。適当な△を見つけて、えいやっと気合を入れて結婚しているのだ。えいやっと気合を入れるタイミングがまずくて結婚をしなかった人もいる。えいやっと気合を入れるタイミングがまずくて結婚に失敗した人もいる。


歌手で俳優の武田鉄矢《たけだてつや》さんと、つい最近対談した。結婚とは、なにかを話し合った。独身のころはパンツの着替えは数日に一回だった。結婚して、毎日洗濯したパンツを穿《は》けるようになったという。

結婚とは、毎日一回のパンツを穿くこと。これはなかなかいいな。女の人や今の草食系の男性には信じられないかもしれないが、中高年の中には、独身時代パンツの洗濯は3日に一回なんていうのはけっこういた。

武田鉄矢さんの結婚観はおもしろいのでもう一つ。彼は2年ほど前、心臓の手術をした。その時に女房に言われた。

「私はあなたと21歳で結婚した。この人のオシメを替えるために一緒になるんだ」とその時思ったという。

「今、入院中のあなたの背中を洗っているけど、だいぶ目標に近づきました」

感動したという。ここからが武田鉄矢さんの真骨頂だ。

「お前は俺のオシメを替えるっていうことを人生の目標にしたそうだけど、俺は違う。今のお前はただの痩《や》せたばあさんだ。でも世界中で俺一人がお前の最も美しかった20歳のころのことを覚えている」

かっこいい。あなたは終わりを見つめなさい。私は始まりを記憶しています。

いいなあ。男はいつまでもスタートを記憶し、女は人生のゴールを見つめている。なるほど。つまり、結婚観なんて結局千差万別。ぐちゃぐちゃなんだ。

自分流でいい。結局まとめると結婚は、気合だ。

○に近い△を生きていると、「別解力」がついてくる。

どんな状況に自分の人生が陥っても、新しい答えを見つけることができる。

不条理に自分の人生を蹂躙《じゆうりん》されない生き方ができるのだ。

「別解力」に磨きをかければ、意見の不一致を乗り越えやすくなる。

「別解力」がついてくると、家庭の中にすき間風が吹いても、新しい感覚で自分の居場所をつくったり、相手の居場所をつくったりすることができる。

結婚はベースキャンプだ。いいベースキャンプができると、高くて険しい山を征服できる。そのためには、ベースキャンプにいきいきとした新鮮な血を通わしておくことを忘れないように。

第2章

石井光太がカマタを丸裸にする

――絶望と希望の間にある幸福論

鎌田實を誰かに丸裸にしてもらいたいと思った。

ストリップされながら、△を生きるとか、「別解力」とか、わけのわからんことを少しわかりやすくできないだろうかと考えた。

カマタが鎌田を丸裸にする第1章、もう一つ、他者が鎌田を丸裸にする第2章。

この二つの方法で新しい発見を目指した。鎌田を丸裸にするのに誰がいいかと考えた。鎌田がすぐに指名したのは石井光太さん。

『地を這う祈り』(徳間書店)や『ルポ　餓死現場で生きる』(筑摩書房)など、すぐれたルポタージュを書くノンフィクション作家。文体が豊かで作者が描く世界へ読者を引きこんでしまう。『遺体――震災、津波の果てに』(新潮社)はベストセラーとなり、映画にもなった。

全作品を見なおしてやっぱりこの人しかいないと思った。石井光太さんの力を借りて、「別解力」を分解してみる。

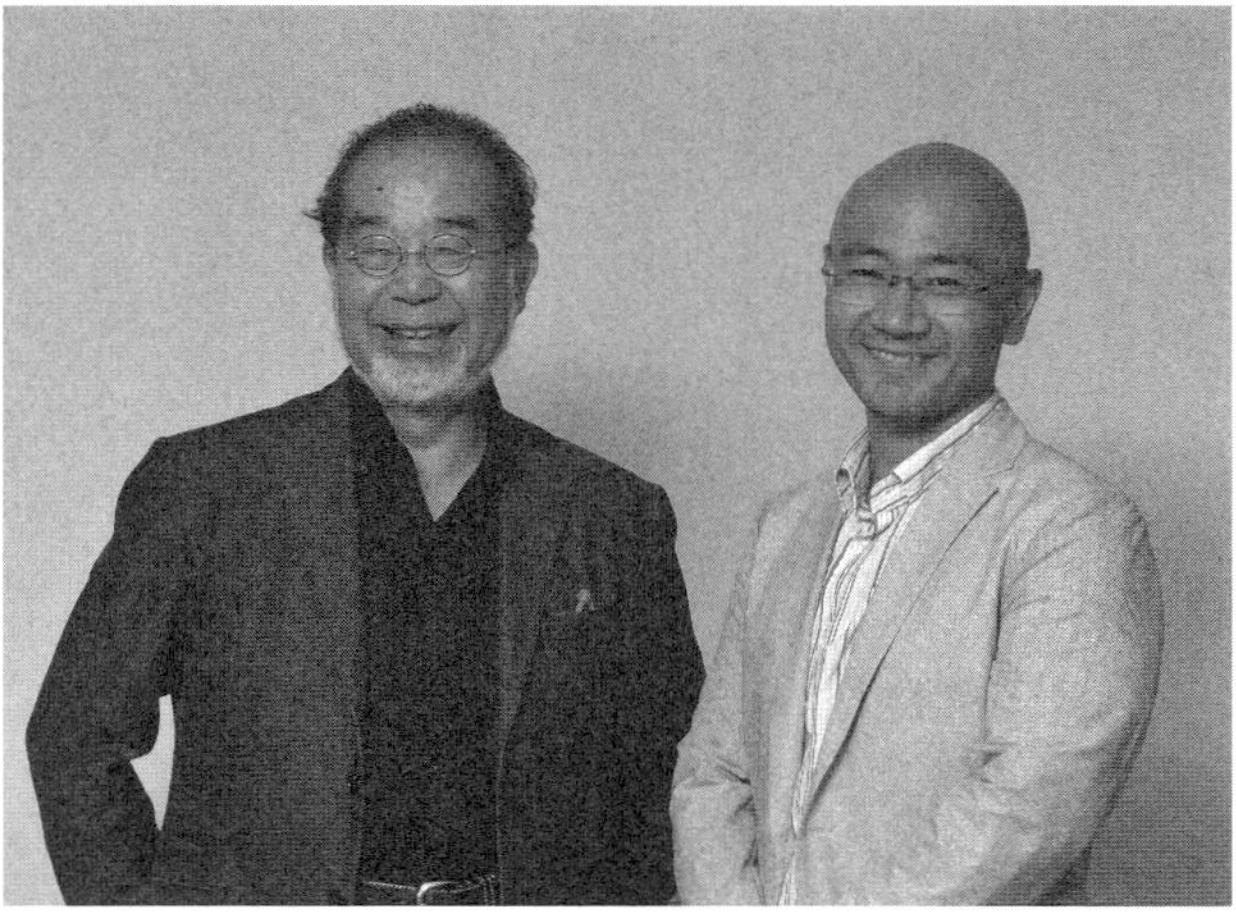

著者（左）と石井光太氏（右）。

石井光太（いしい・こうた）
1977年東京都生まれ。世界の物乞いや障がい者を追った『物乞う仏陀』（文春文庫）で衝撃のデビュー。海外の貧困問題から医療、戦争、文化などをテーマに国内の災害や事件まで、幅広いテーマで作品を発表し続ける人気ノンフィクション作家。『世界の美しさをひとつでも多く見つけたい』（ポプラ新書）などベストセラー多数。

鎌田　石井さんは行動力がすごい。世界のどこへでも行ってなんでも取材する。きっと「石井光太みたいになりたい」と思っている若い人が多いのではないかと思います。

石井　もしかすると今では珍しい存在になってしまったのかもしれません。最近は誰かがなにか行動をしようという時、「正論」によってすごく抑圧されている時代ですよね。あそこに行くのは危険だからやめろとか、作家になるのは可能性がないからやめたほうがいいとか、常に「正論」がまかり通る。

でも、ぼくにとっては、「正論」なんて知ったことじゃないんです。なんとかしようと思ってやったら、大概なんとかなってきた。

鎌田　「正論」なんて知ったことじゃない。いいなあ、そういうの大好き。今、ぼく達は「正論」とか「正解」とかいうのに負けちゃっている。多くの「正解」は時代遅れなはずなのに。みんなはまだ気づいていない。ノンフィクション作家として食べていこうと決めたのはいつですか。

石井　大学1年生の時に初めてアフガニスタンの難民キャンプに行き、衝撃を受けたんです。ぼくがそこで一番おののいたのは、路上に座っている物乞いや、障がい者の姿でした。彼らの実際の生活や、その貧困の背景にあるものを、ぼくは知りたいと思った。

でも、日本人でその人達のことを書こうとしたり、写真を撮ろうという人はほとんどいなかった。みんな見て見ぬふりをしていたんです。

これを深く取材してルポルタージュを書いたら絶対に読まれるだろうと思った。それが、ぼくが最初に書いた本『物乞う仏陀』（文春文庫）の着想になります。

鎌田　その時、その本をお金を出して買って読む人がいると思った？

石井　はい。ぼく自身が関心があったり感動するものに対して、他人が感動しないことはないと思ったんです。

人間として心が動くもの、感動という感情や、知りたいという衝動は、みなそれほど変わらないと思う。

それがぼくの基本的な考え方なんです。

鎌田　人類の祖先はアフリカのサバンナに生まれた。好奇心のかたまりだった我々の祖先のホモサピエンスは、出アフリカに成功し、時間をかけて日本までやって来た。ここまで来たのだから、本当に好奇心のかたまりなんです。

その、人間の持っている好奇心に応えるようなものを書けば、必ず読みたくなる。その通りですよね。

石井さんの著作、『遺体――震災、津波の果てに』がベストセラーになり、映画化もされ反響を呼んでいます。岩手県釜石《かまいし》市の遺体安置所を取材したノンフィクションですが、なぜあの時、遺体安置所に行ったのですか。

石井　震災が起きた直後に『週刊ポスト』から「被災地に行って取材してほしい」と言われて飛びました。3月14日です。

ぼくが最初に見た被災地は、瓦礫《がれき》で道が埋もれて車は入っていけなくて、歩くとあちこちに遺体がある状態でした。そこでは、家族の遺体を見つけて泣き叫ぶお母さんや子供を、たくさん見ました。

夕方になってホテルに戻り、ラジオをつけたら、どの企業がいくら募金しましたとか、タレントの誰々がどんな呼びかけをしたとかって話ばかり聞こえてきた。

それが自分が見た被災地の光景と、あまりにギャップがあったんです。遺族が遺体安置所でなにを見て、なにを感じ、どうやって歩みだしていったのかをきちんと捉えない限り、本当の復興は始まらないと思ったのです。


鎌田　鎌田先生も遺体安置所に行かれたのですよね。

ぼくは諏訪《すわ》中央病院の医師団として福島県南相馬《みなみそうま》市で活動をしました。まず若い医師が先遣隊で3月16日に入った。30キロゾーンに入る、初めての医師団でした。

チェルノブイリでも一緒に活動をした松本市にある神宮寺住職の高橋卓志《たかはしたくじ》さんと一緒に遺体安置所に行ったのは22日の朝5時でした。

体育館にすごい数の遺体が並んでいました。彼は袈裟《けさ》を着て、安置所にいた警察の方に「お経をあげさせてもらっていいですか」と言い、ぼくは、「医師です。遺体の確認を手伝ってもいいですか」と伝えました。

そこに40歳ぐらいの女性と子供が親子で花を持ってやって来ました。ご家族が亡くなられたのですかと聞いたら、父と母が亡くなったと言う。前の日に見つかったけれど、とにかく花を手向《たむ》けたいと思っていろんな友達に探してもらって、今朝手に入ったので手向けにきたそうです。

お悔やみを申し上げたら、「でも、よかったです」と言うのです。

最初は津波に持っていかれて見つからないかと思ったけれど、潰れた家の中に両親ともいた。二人がバラバラだったらきっと寂しかっただろう。一緒だったからよかった。

どんなに絶望的な状況の中でも、少しでもいいことを探して、絶望に耐えようとしているんです。

ぼくは、遺体安置所で大切なことを教わった気がしました。

石井　鎌田先生はご著書の中で、「99％助からないと言われたがんの患者でも、1％の可能性で必死にがんと戦う、それを希望とする。だから医者というのは1％に対して必死に全力でやっていかないといけない」と書いていらした。それと似た気持ちをぼくは遺体安置所で感じました。360度絶望しかないような状況でも、人は生きるために、ほんの小さな光でもすがって生きようとするし、なければ自分で光をつくりだそうとする。

鎌田　ぼくには尊敬しているドクターがいます。陸前高田は壊滅的な津波の被害を受けました。町中が崩壊しました。当時、その方は県立高田病院の院長をしていました。奥さんを津波で亡くしました。にもかかわらず、彼は悲しみをこらえて住民の命を守り続けました。この先生を尊敬して陸前高田に応援に行ったのです。2013年6月に訪ねた時、居酒屋で一杯飲みながら彼がこんな事を話しだしました。
「運転していたら物が二重に見えだして、おかしいなって思ったら、津波で死んだ女房が俺の上にいたんだよ。『お前そんなとこにいると視点がずれちゃっておかしくなるから、俺ん中に入れ』って言ったんだ。そうしたら女房が入ってきて、それから物がちゃんと直視できるようになった」って言うんです。亡くなった奥さんと今も一緒なんです。そうやって絶望的な状況をなんとか乗り越えようとしてる人達がたくさんいるんですよね。

石井　そこのところは理解してあげたい。理解するにはその現場にいるかどうかがすごく大きい。寄り添うという言葉があるけど、それは当事者感があって初めてできる。だけど最初に話した「正論」の話になるけれど、今は多くの人がいろんな「正論」でもって現場に行かないという選択をして、現場に行かない人がさらなる「正論」を振りかざす。

鎌田先生がよく仰っている、いろんな人を想うとか、第三、第四の方法を考えること、それは△を見つけるということですよね。

それにはさまざまな当事者感を経験の内にどれだけ積めたかが大きい気

がするんですよ。当事者感がなくて人間の多様性だとか別の面をなにも知らないで育っていくと、なかなか△の部分を見つけられないと思うんですが、いかがでしょうか。

鎌田　現地に行くとなにをしたらいいかが見えてくるんですよ。

ぼくは1991年1月に初めてチェルノブイリに行きましたが、行く前は放射能の汚染地域で病気が起きているとすれば白血病じゃないかと思いこんでいたんです。

そのうちに、小さな村から二人とか三人とかの小児の甲状腺がんの患者が出てきた。小児の甲状腺がんって100万人に一人の稀《まれ》な病気なのに、小さな村にどうして複数いるんだろう、おかしいと思った。ひょっとして白血病じゃなくて甲状腺がんが増えているのかもしれないと思いました。

甲状腺がんはエコー検査をすればわかるのですが、ベラルーシ共和国の汚染地域にはエコー検査の機器を持っている病院がない。

そこで日本に帰って急いで甲状腺の専門医に話したら、可能性は十分にあるという。ぼくはすぐにお金を集めてエコー検査の機械を持って、専門医を連れて再び汚染地域に入って甲状腺の検診を始めました。そうしたら、私達と同じ時期にさまざまな国や組織の人達が現場を見ておかしいと思って、一斉に甲状腺の検診を始めたのです。すると甲状腺がんの子供が６８００人見つかったのです。そのころはＷＨＯ（世界保健機関）とかＩＡＥＡ（国際原子力機関）といったオーソライズされた機関が、「被ばくノイローゼだ」って言っていたんですよ。気にしすぎだと。ＩＡＥＡなんて原発推進機関ですから、放射能による健康被害は起きていないって言いたいのです。世界を代表する機関ですから、現場を見なかったら、「被ばくノイローゼ」という彼らの結論にだまされていたかもしれない。
やはり現場に立つということは大事なのです。

石井　世界のスラムでも日本では考えられないような現実がある。

今、海外でＮＧＯとかなにか役に立つことをしたいという大学生や若い人が、すごく増えている。彼らは一生懸命、募金をしたり募金活動をします。もちろんそれは素晴らしいことだけど、それがすべてではないんですよね。

たとえばぼくはウガンダで売春をやっている女の子に、「エイズ危なくないの、怖くないの？」って聞いたんです。そうしたらその子は、「エイズにならないためにやっている」って言うんです。

聞けば、「私はスラムの一番危ないところで生まれ育って、そこにいたら何度でもレイプされるし、周りもＨＩＶ患者だらけだし、コンドームもつけてもらえない。売春婦になればコンドームをつけてもらえるし、５年がんばってお金がたまったらスラムを抜け出せる。だから、売春婦になったほうがエイズにならない確率が高いんだ」なんて言い方をするんですね。

それに対して、売春はなにがなんでも駄目だという言い方は少し違ってくる。
それを知らずに日本にいて、募金しよう、売春反対、エイズ薬を送ろう、と叫ぶだけではなくて、彼女達を救うためにもっと別のやり方があるのではないかと。でも、それは行ってみて初めてわかることだから。

鎌田 なるほど。ぼくは今回、この本の中で、○に近い△を探すことの大切さを言おうとしています。
もう一つ、「別解」を探すことが大事だと伝えたいと思っています。人はよく「正解」という言葉を使いますね。石井さんの例はとてもいい。今のスラムの女の子の、売春婦になったほうが安全なんだという話は、スラムの中の「別解」なんです。この子の△の生き方はすごい。HIVからコンドームで身を守りながら、5年後には、スラムから脱出することを考えている。「別解力」がある子だ。

石井 ぼくたち日本人は他人の情報に頼って物事を考えすぎるあまり、時代や現場とは合わなくなった古い「正解」に固執しているように思います。

鎌田　それは「正論」だろうけど、必ずしも現場にそぐうものではありません。ぼくは現場に合った答え、つまり「別解」を見つけだすには現場の文脈を読み解く力が必要だと思っています。たとえば、スラムの女の子の文脈。それは日本で生きているぼく達とは違う文脈なんです。その文脈を知るには現場に行って、そこにあるストーリーをきちんと見ないと、だから売春している、という結論の意味がわからないんですよね。

みんな自分達の持っている「正解」が現場の答えと違うって、薄々気づいていると思うんですよ。でも、現場に行ってその文脈を見るということはものすごく怖いことでもあります。

自分の価値観が壊れてしまうかもしれないし、自分が信じてきたものを裏切られてしまうかもしれない。だからより一層「正論」や「正解」をふりかざしてしまう。つまり現場とはどんどん離れた方向へ行ってしまう。

ぼくは25歳の時、東京で医学部を卒業して長野県茅野《ちの》市の諏訪中央病院に行ったのですが、そこで初めて「別解」に出会いました。

ぼくの行った茅野市は脳卒中が全国でも屈指に多い地域でした。

ぼくが大学の医学部で教わったのは、医者というのは救急車で運ばれてきた患者を救命するという「正解」でした。

ただ、脳卒中というのは障がいが残るので、悲劇なんですよ。

医者は救命することを教授から教えこまれて病院に送りこまれているんだけど、助ければ助けるほど障がいのための大変な生活が待っている。

重い障がいを抱えて生きていくことの大変さを見ていると、助けることが本当にいいことなのかという疑問に悩まされました。

倒れないための健康づくり運動を年間80回行いました。これも「別解」です。今は日本一の健康長寿県・長野になりました。

それでも、どんなに倒れないようにしても脳卒中で倒れる人はわずかにいます。そこで24時間体制の在宅ケアをしました。これも「別解」です。

ぼく達はひたすら「正解」を教えこまれて生きてきました。日本がもう一度元気を取り戻すためには、「正解」とされているものを信じないことがすごく大事なんじゃないかなと思う。

「正解」が○で、それ以外は×と考えるのではなく、○と×の間に△があって、そこに「別解」があるんじゃないか。

たとえば原発はないほうがいいという解が○で、あったほうがいいという解が×だとしたら、この二項対立ではもう議論にならなくなる。そうではなく○に近い△を探そうよという話だったら、もう一回議論ができるんじゃないか。お互い何度も何度も議論をしあって、○に近い△を探すのが、日本の生きる道なんじゃないかなと思う。

これは原発だけの問題ではなく、経済のあり方にしてもTPPなんか、ものすごく大事な問題なのに建設的な議論がなされていない。残念です。○か×かの議論をするとヒステリックになって、相手を全面否定して意見がすれ違っているまんまで、最後はにせものの民主主義が多数決というやつで決めてしまいます。本当の民主主義は、○と×の間にお互いが納得できる「別解」を探すことなんです。

石井　それはすごく共感します。ぼくの言い方だと相手の文脈を探すということになるんですが。

昔からそうかもしれませんが、「これが正論」という認識が社会の中でものすごく強いと思うんですね。「だからこうでなければならない」、「だからこれはだめだ」という一つの結論になってしまう。

今、若い人は海外に行きたがらない、現場に行きたがらない、情報はすべてネットで探すという社会になってしまっていて、さらに○とか×に対して執着してしまうような空気ができあがっていると思う。それをどうやったら△、つまり相手の文脈を探せる風潮だとか道がつくれるのかなという気持ちはありますね。

鎌田　一番大事なことは、現場に立つこと。そこで「別解」を導き出すものは、直感ですよ。ぼくが健康づくり運動が脳卒中の予防になると考えたのも、科学的な根拠なんてないですよ。現場に立つと直感が生まれるんだよね。

石井　生まれますね。知識はもう役に立たないので、直感で必死になってやっていくしかない部分もありますからね。

鎌田　直感から始めたことでも、現場に立ち続ければ次にやることがわかってくる。

今から39年ぐらい前、健康づくり運動で地域に出て、「脳卒中で倒れないため」の話をしている時に、あるお嫁さんから、「うちにはもう寝たきり老人がいる」と言われました。それでそちらの家に行ってみたら、すごく悲惨だった。

当時介護サービスなんてなかったから。自分が寝たきりになったら耐えられないなって思った。

それは石井さんが見てきたスラムの悲惨さと似ていると思うんだけど、悲惨な光景を見た以上、見て見ぬふりはしない。

健康づくりに夢中になっていたけど、100%絶対に脳卒中で倒れないようにできるわけがなく、倒れた人をあなたの自己責任だって見捨てることはできない。

そこで、往診や訪問看護を開始し、日本で初めてデイケアをやりだす。まず、直感。現場で見て揺《ゆ》さぶられたものに正直に自分が反応していくこと。そこに教科書にはない「別解」というのが生まれてくるんです。

石井 直感というのは根拠のない答えだと思われているふしがありますが、本当はそうじゃないですよね。現場に行った時に見えてくるのは、現場の文脈です。道筋がはっきり見えてくるんです。するとその先にある答えっていうのが、明確になる。

でも、それって過去の経験則から保証できるものではないし、現場にいない人から賛同してもらえるものでもない、直感としか表現のしようがないんです。でもそれは過去ではなく、現場に則している分、絶対正しいと自分は思う。

鎌田 ぼくが現場に行く時に、先生はもう自分でやろうとしていることが行く前から決まっていますよねと言う人がいますが、本当に、全然、真っ白なんです。行ってみて、見たものから動かされてやってきたのです。チェルノブイリに行った時もそう。

石井　現場に行く時に、自分が真っ白であることは大事だと思う。はっきりとやりたいことが決まっている人は現場に行っても相手の文脈を考えないし、「別解」を探せないから、大事なものを見落としてしまう。

大事なことは、相手がなにを望んでいるかなんです。

△を見つけるというのはある種優しさに繋がり、世界を豊かにすることに繋がるんじゃないかなと思っています。

たとえば病院の話でいうと、医者というのは治すべきだ、回復させるべきだという意見は都会の中だとそれで正しいと思うんですけど、それに対して先生が見つけた地域医療のように、別の地域だったら別のやり方があるわけですよね。

鎌田　その選択肢が増えることが世界が豊かになるってことだと思うんです。

その通りなんです。たとえば今、毎年75万人の人ががんになると言われています。そして、36万人の人ががんで死にます。

高度医療をやっているという評判の高い病院は、多くはがん治療の拠点病院になっています。最先端の治療で、治すべき、回復させるべき「正解」を目指すわけです。そして、その間はとても親切にしてくれます。しかし、転移をしたり、再発をしたりした時、治らないとわかった時、とても冷たい。「正解」だけで突き進むと、信じられないような冷たい言葉が放たれます。「やることがありません、退院してください」と。患者さんやご家族は途方にくれます。「別解」が用意されていないのです。忙しすぎて、「別解」を用意する訓練がされていないのです。

諏訪中央病院の緩和ケア病棟には、見捨てられた患者さん達がやってきます。ぼく達は、生きているかぎりその人にやることがないなんてことは考えません。コミュニケーションをとりながら、本当にこの人にやり残したことはないか、と探します。ほとんどの人には、やりたいことが見つかります。

ぼく達の緩和ケア病棟では、ほとんどの患者さんに理学療法士や作業療法士がついてリハビリテーションを行います。死ぬことがわかっている患者さんに、歩く訓練をしたりするんです。東京の病院でまったく体力がなくなって転院してきた人に歩く訓練をするのです。

患者さんは歩けるようになると、庭へ出たいと言います。庭へ出られると、家に一回帰ってみたい、と言います。家に帰れると、今度は家族で温泉に行きたい、と言います。

高度医療をやっている病院の、やることがないという「正解」に振り回されるのではなく、一人ひとりの患者さんの中にある「別解」を探すことが今、問われているのです。

患者さんはそのうち、自分がいずれ亡くなることを悟ってきます。近々亡くなることがわかっても、リハビリをしていると、不思議に明るいのです。

人は今日より明日、少しでも良くなりたい。良くなったという実感をした時、うれしいのです。患者さんがうれしいと、家族もそばにいて張り合いが出てきます。
助けることだけが「正解」だった時、助からないとわかると、それはもう、答えのだしようがなくなってしまうのです。
○と×の間にある△を見つけようとすると、いつまでもギブアップがありません。その人の人生観に合わせて、してあげられることが見つかってくるのです。そして、そこから奇跡が起こることもあります。
余命三ヶ月と言われた人が、それから数年やりたいことをやりとげ、納得して亡くなっていく、なんてことがけっこう多いのです。

石井 すべてのことに今、「別解力」が問われています。医療の世界だけではありません。このことを知ってもらいたいと思っています。

鎌田 ところで昨今の少年兵って男の子よりも女の子が多いと聞きました。なぜですか。

石井 使えるからです。まず、脱走しない。基本的に誘拐して連れてきますが、女の子のほうが逃げる率は当然少ないですね。

また戦争といっても24時間戦っているわけじゃなく、平均すれば戦闘は24時間のうちの1分くらいなんです。つまり、23時間以上は普通の暮らしをしている。その時に、言うことを聞かないで喧嘩《けんか》するような男の子と、家事もやって言うことを聞く女の子とどっちが便利かと考えると女の子なんです。それで女の子の兵士がどんどん増えてきています。

鎌田　でも、女の子は戦争で戦えるんですか。

石井　それはやはりAK47（通称カラシニコフ）があるからですよね。子供でも使える簡単な武器があって、なおかつゲリラ戦という誰でもできる戦い方があるので。

鎌田　誘拐した女の子を戦士として戦わせるための志《こころざし》はどうするのですか。洗脳するのですか。

石井　その方法もいくつかのパターンがありますが、一つの卑劣なやり方は、たとえばある村に押し入って女の子に目をつけたら、その子に銃を渡して両親を殺させるんです。撃たないとお前を殺すぞと言って。

すると、ウガンダなどでは人を殺すと悪霊が取り憑《つ》くと信じているから、村の人はその娘が脱走して戻ってきても村に入れないんです。村が呪われてしまうから。その子は両親を殺してしまって親戚からも白い目で見られ、しかも悪霊が憑いて穢《けが》れてしまった自分ということになる。そのうち兵士の夫もつけられて、妊娠するという状況になるともう、その部隊で生きるしかなくなってきます。

鎌田 でも人を殺しさえすれば、銃を持ちさえすれば、誰かが自分のことを認めてくれる。いい子だねって言ってくれる。だからやるという子もいますよね。

石井 そういう子を救うことはできるのですか。

たとえば部隊から救出された子を、NGOがもう一度社会に復帰できるようにケアしてあげるといったことは。

施設はありますが、正直すごく大変ですね。それこそ一人ひとりの△を探さないといけないいんですよね。

さっきの両親を殺した子の場合、悪霊が憑いていると思われているから、普通に村に帰したら村の人に殺されてしまう。だからたとえばNGOが呪術師を連れていって村の皆の前で悪霊払いをして、その上で帰さないといけない。

さらに、自分のお父さん、お母さんを殺してしまったという心の傷を治すには、周囲が支えながら個人の物語を修正していくしかないですよね。どうすれば治せるという「正解」はなくて、十人いたら十通りの△がある。大変な作業ですよ。

彼らと比較すると、ぼくはものすごく恵まれていると自分でも思うんですね。海外に行けて勉強もできて経験も積めて、若いうちから本が書けて、△を探すことの大切さとか社会的な豊かさってことに対して認識できるほど恵まれている。でも殺人者とか少年兵の中には、もともと精神病を抱えていて、人の首を絞めなければ生きていけないといった衝動がある人がいる。

そこはどうしても割り切れない。それは先生、どう思われますか。

鎌田　まず言葉の話でいうと、割り切れないということを割り切るのです。自分の心の中だって割り切れないんだから、他者を見て、割り切れない人がいるのは当たり前。いつどんなふうになっても、いつも何%かは割り切れない人がいる。そういうもんです。綺麗ごとではいかないのです。そういう人がいたら、その空間はとても疲れます。こっちの思い通りにならないし、コミュニケーションもとりづらい、そういう現実を、ぼく達は割り切ることが大事なんです。

なぜなら、そういう人がいることはすごく大事なことで、みんながある一色に染まった時のほうが恐ろしいからです。もちろんその人がいることが時には恐ろしい。自分自身が脅されたり殺されたりってこともありえる。

でもそういう人が何%かいるってことが人間の社会なんじゃないかって思っています。

石井　確かにそうかもしれません。社会にある種割り切れないものがあると割り切れる人もいて、割り切れるとわかっていてもなかなか割り切れない人もいる。病気で全然、割り切れない人もいる。そういった社会の全体像って個人にもあてはまるんでしょうね。

自分の中にもそういった部分とそうじゃない部分があって。その社会って自分の小宇宙というかそういうものなのかもしれないですね。その社会で割り切れない、たとえば病気の殺人者みたいな人間を見ることによって、自分の中の割り切れない部分を見つめなおすとか、多様性の一つとして認められる考え方にもなってくるかもしれない。

鎌田　字が読めなかったり挨拶《あいさつ》ができない子がいると、今までの20世紀的な価値観だったら、あいつおかしいんじゃないかってレッテルを貼って、社会からパージしてしまうわけです。

しかし、ぼく達の社会がもっと寛容になって多様な価値観を認めるようになれば、挨拶ができない子、本が読めない子でも、隠れているすごい能力が開花するかもしれない。
出アフリカを成功させた人類の末裔《えい》のぼくらは、みんなおかしいんだ。
そう考えると楽になる。

日本の社会はもう一度20世紀的な「正解」から離れて、「別解」を求める必要があるでしょう。だって、自分だって、かなりおかしい。みんなおかしいです。だから周りにいる子のおかしいところを認めちゃっていいんじゃないのって。

石井　そしたら、ぼく達の国にスピルバーグを生みだす力や、スティーブ・ジョブズを生みだす力がでてくると思うんですよ。

なるほど。20世紀でも昔はたとえば、山田洋次《やまだようじ》監督が「馬鹿が戦車でやって来る」なんて障がい者が出てくる映画をつくっていたし、黒澤明《くろさわあきら》監督が「どですかでん」という空想の電車に乗った障がい者の映画をつくっていましたよね。

だからたぶん、戦後しばらくは障がい者は世の中から隠されていなかったし、それを認める社会というのは多分にあった。だけど、だんだんとそれが細分化されていって、さらに一つひとつの枠ができて、そこに押しこめられていった。病気の名前も増えていくし、それをみんなが認識している。この病気ならこの施設に入れとか、うつ病なら会社に来なくていいとかって、どんどん切り分けされていく。

今、鎌田先生が仰っていたことと、真逆の状況になっていますよね。

鎌田　そうなんですよ。ちょっと変わっているわね、ぐらいでいいんですよ。それに一個一個病名をつけて納得をして、それに薬をだしたりしちゃうわけでしょ。親も近所の人も「ちょっと変わっているから将来おもしろいわね」とか言って考えることができたら、その子はすくすくと、生き生きと、才能を育てることができる。時々失敗しながら地域に守られながら、天才が育つかもしれない。

でも、日本はその才能を早くから型に嵌《は》めて潰す。

最近、ノーベル賞を日本人がたくさん取りだしましたが、ほとんどが外国で研究をしている日本人です。日本では可能性を殺してしまっていますよ。

子供達に○と×のレッテルを貼ってはいけない。子供達の未来や可能性は、○と×には分けられない。みんな△だ。

それをどう○に近い△にしていくかが、子供を育てるということ。

石井　家族についてお伺いさせてください。ぼくは先生の本をいろいろ読ませていただく中で、先生の中でご両親の存在がすごく大きかったと知りました。患者さんが最後を迎える時においても、家族の大切さというのはすごくありますよね。

ぼくにはすごく印象に残っていることがあります。

つい先日まで、日本の戦後、上野の近くに暮らしていた孤児に取材をしていました。あの人たちの生き残りは今だいたい70代後半です。彼らを見つけてずっと取材してきました。その中で、孤児をずっと育ててきた孤児院の女性の先生に出会いました。その方は13歳の時から80歳を過ぎた今まで、70年近くずっと孤児たちを世話してきたんですね。その方に、「昔の孤児と今の孤児はなにが違いますか」って聞くと、「人間としての芯があるかないかですよ」って即答されたんです。今の児童養護施設にいる子供は９割以上が虐待《ぎゃくたい》らしいんです。物心ついた時から人格を否定され、人としての芯がなくなってしまう。そういう子は将来社会にでてもうまく生きていけないと、その孤児院の先生に聞きました。

鎌田　人間の芯をつくるために家族の愛情がものすごく大切だと思ったんですが、それは医療の現場においても、感じることはありますか。

人間の芯がちゃんとつくられるためには、やっぱり無条件で抱きしめられる、愛された時期が少しでもあることが大事なのだと思います。虐待されたり、ネグレクトされた子は、そういう時期がありません。人間には、命を守ってくれる見えない三つのシステムがあります。それは自律神経と免疫、ホルモンです。

その中で私はここ数年、「癒《いや》しホルモン」ともいわれている「オキシトシン」に注目しています。ハグしたり、肌と肌が触れあったり、人に親切にする時に分泌されます。これが足りないと自閉症になったり、社会脳が発達しないと言われているんですね。

ぼくは1歳で養子に出されるわけですが、養母はすごく優しい人でした。心臓病で入院していることが多かったので、ぼくはよく病院のベッドに入りこんでいたんです。それでいろいろ学校で起きた話をすると「みのるちゃん、えらいねえ〜」って抱きしめてくれたんですね。それできっと、オキシトシンが分泌されていたんだと思うんです。

オキシトシンが分泌されるには、本当のお母さんに抱きしめられなくてもいいっていうのがわかってきているんですよ。

戦後の貧乏の中で、父となってくれた人、母となってくれた人がぼくを拾ってくれたおかげで、ぼくというちょっと得体のしれない人間が育ったわけだけど。やっぱり無条件で抱きしめられる時期があったことは、どっか綱渡りしながらも崩れないでいる芯みたいなものをつくってくれたんじゃないかなって。

石井　お父さまの存在はいかがですか。

鎌田　父、岩次郎さんがいなかったら今の人生はなかっただろうなあと思いますよ。

ただ、岩次郎さん一人がすごい男だったのではなくて、日本にはあの時期、岩次郎さんのような男達がたくさんいたような気がしますね。

岩次郎さんは、「別解力」の豊かな人でした。貧乏と重い心臓病を抱えている女房という二つの困難があったにもかかわらず、行き場のないぼくを、拾ってくれました。人の面倒を見られるような余裕はなかったのに、施設に入れてしまうのはかわいそうと、きっと思ってくれたのでしょう。父の「別解力」がぼくを救ってくれたのです。

石井　鎌田先生の奥さまは、先生が37歳でパスポートを取得する時まで、養子であることは黙っていたんですものね。

鎌田　ずっと偽りのある家庭だったわけですからね。どんな家庭でも嘘があったり偽りがあったりすると思いますが、少なくともぼくのことを大事に思って嘘をつき続けていた。それがわかった時に、すごい人達だなって思いました。特に女房にだまされていた、というのは意外でした。ぼくを大事に思っての嘘だということはよくわかるのですが。

でも、女は怖い。嘘がけっこううまい。男はばれちゃいますもんね。

そしてわかった時にやっぱり、産んでくれた母と父の存在のすごさっていうか……。ぼくは産みの親が離婚して養子に出されたらしい。それぞれが違う家庭をもつためにぼくがいらなくなってしまったんだろうと思うんですけど。

二人の間になにがあったかわかりませんけど、それでも産んでくれた人のおかげと、育ててくれた人、結局四人のおかげで自分があるんですね。

結局ぼくは、誰の子なんてはっきりわからない存在。だから、◯とか×

とかが苦手だったのかもしれない。
△で生きるしかない。でも△で生きるって結構おもしろいなあ、と感じながら生きてきた。小さい時から人と同じことをするのが嫌い。それで、自分の中に「別解力」を養ってきたと思う。
日本が優しくてあったかくて、それでいて一本芯の通った、住みやすい国になっていくには、「別解力」が必要なんだと思う。

編集部　鎌田先生も石井さんも想像力の人だと思うのですが、人間を豊かにするための想像力の身につけ方を教えてください。

石井　少なくともぼくが大切にしているのは、想像力ではなく、「別解力」なんだと思います。他人から見たら想像に見えても、現場に行って、相手の人間の文脈さえ読み取れたら、そこに対して保証がないから想像って言われるかもしれないけれど、あるいは仮説って言われるかもしれないけれど、文脈から見れば明らかな、答えというのを見つけることができるわけです。

それは直感から導きだされているわけでも、才能から導きだされているわけでもありません。現場に立って初めてわかる答えなんです。そういう意味では想像力ではなく「別解力」あるいは「別解」を導きだす「現場力」なんだと思います。

鎌田　その通りだと思う。たとえばぼくが日本で初めてデイケアを始めたのは、自分がいつか寝たきりになったら、往診や訪問看護だけで本当に救われるかなという疑問が頭の中にあったからなんです。

ぼくは当初は寝たきり老人の身になって、往診や訪問看護を始めました。その時に自宅で介護している人のつらさが見えてきた。その人の立場になったら……石井さんの表現で言ったら、介護している人の文脈を見て、なにがあれば生き生きとその人の人生を台無しにしないで介護ができるだろうかなって考えたんです。わがままなぼくが脳卒中で寝たきりになったら、うちの女房はなにがあったら長く、ぼくを介護できるだろうか。そう考えたら、休みと息抜きが必要だと思った。

石井　週一回、自由な時間がもらえたら介護が少しは大変でもがんばれるんじゃないかなって。ならば週一回、預けるところがあればいいじゃないかって発想が生まれたんです。とはいえ物を預けるんじゃないから、預けられる要介護の人に、来てよかったと思えるようにしよう。楽しい時間を過ごしてもらって、喜んでもらう方法を考えた。それがデイケアという方式だったのです。これはおそらく、「別解力」なんですよ。

そうですよね。つまり困った患者さんのことを想像しているから、想像力って言い方にもなるし、直感力、見抜く力って言葉にもなるとは思うんです。

でも、相手の立場に立ちさえすれば、文脈の必然性って必ずあるので、そこをきちんと見分けるってことだけだと思う。

「別解力」を持つと気持ちが楽になるのは、その人の文脈に立ちさえすれば、あとはもう数学の方程式みたいな形で答えがおのずと出てくるから。それを知っていると多分ものすごく楽ですよね。もちろん出てくる答えは全部違うんですけど、文脈にさえ立てれば、答えはおのずと出てくる。順を追って見つけていくだけなので。それがわかってくると、いろんな物事や世界を理解することが楽になるんじゃないでしょうか。

鎌田 「想像力」と「別解力」が非常に似ていることは今議論していてわかりましたが、若干違うことがあるとすれば、想像力は「ああ、そういうことか」って納得して終わっちゃうことができるけど、「別解力」はそこから行動に移していくということに繋がる言葉になっている。そこが多分違う気がしますね。

石井さんのおかげで、おもしろい時間をもらいました。感謝です。

石井光太さんに分厚い胸を貸してもらった。
「別解力」についていいキャッチボールができたと思う。
ワクワクの3時間だった。
対談だけで一冊の本にできるほどおもしろかった。
○と×で生きる生き方はもう古い、と意気投合した。
「文脈」について、彼から新しい示唆をもらった。
○と×の間にある無数の△の中から、どの△を選んだらいいか。
「文脈」という発想で考えてみようと思った。
光太さん、感謝です。

第3章

○と×で生きるのは時代遅れだ

生きるために最も必要なものは、
働く場があることと、愛する人がいること。
安定した雇用がないので、
結婚を諦めている人がいるとしたら悲しいことだ。なんと、
年収200万円以下のワーキングプアーが1100万人。
非正規雇用の人が2000万人。
これでは内需は拡大するわけはない。
日本は特に、生活も、教育も、家庭のあり方も、地域も、
混沌としていて、
どう生きていったらいいのか、いよいよ見えなくなってきた。
こんな時こそ、「別解力」が必要。

自由になるために勉強しよう

なんで勉強するんだろう。勉強はとても楽しいことだけど、楽しいことに気がつくまでに少し時間がかかる。

勉強は苦しい。野球もサッカーもスキーも人生の生き方も、楽しいことに気がつくのに少し時間がかかる。サッカーボールの蹴り方とか、野球の難しいボールの捕り方とか、最初はできなかったことができるようになると、おもしろさが何倍にも広がる。勉強も同じ。

ぼくは知能指数の低い子だった。小学校の担任の先生からＩＱが低いと言われた。先生は、思っているほどできないぞ、と言いたかったのだと思う。つまり普通だ、ということだ。この言葉は後々、役に立った。

自分は頭がよくないから、みんなと同じことをしていてはいけない、と子供心に思うようになった。時々、こいつにはかなわないなあ、という頭のいいやつがいる。頭のいいやつに負けないために、がんばらない、なんて言いながらがんばるキャラクターができていった。自分流だ。

永六輔《えいろくすけ》さんが「がんばらないと言いながら、がんばっているのがカマちゃんの『芸』」と言う。小さいころからぼくは自分の芸を磨いてきたのかもしれない。がんばったりがんばらなかったりするのも、一つの技術である。

そのまま中学になっても高校になっても、頭のいい子ではなかった。英語はからっきしダメ、国語も点数は悪かった。がんばらない、なんて言いながらがんばる子だったから、社会なんかは一夜漬けで覚えて、点数は良かった。

算数だけはよくできた。明らかにスタートが良かったからだ。

5歳くらいの時に、うちには家庭教師のような学生がいた。父の岩次郎さんが故郷の青森が好きで、青森の苦学生が大学受験に成功して東京に出てくると、なれるまでの2、3ヶ月間、うちで下宿させていた。もちろんうちは貧乏だったので、部屋は二つくらいしかない。そこに学生さんがいたのだ。おそらく、お米や野菜なんかを送ってもらい、それを生活の足しにしていたのだろう。うちにとってても大切なことだったのだと思う。

岩次郎さんの親切が、ぼくを算数の得意な子にした。大学生はぼくに興味を持って九九を教えてくれた。算数というのは積み重ねだから、始めに算数の大事なことがわかってしまうとあとは楽だった。小学校1年生の時には、文章を読みながら、その文章の問題の仕掛けがわかってきた。

知能指数は高くなくても、数字を扱うのに抵抗感がなくなり、「三人の子供がいました。隣のおばさんがそれぞれの子供に柿を2個ずつあげました。おばさんは持っている柿を隣に住んでいる三人に平等に分けてあげました。おばさんは初め、いくつの柿を持っていたのでしょう」。この問題から3×2が6という答えが出せる。3、2が6は暗記しているのだが、この問題の肝は3×2なんだと、頭が訓練された。

そこから読解力が身についた。生きるための読解力を身につけたことが、将来の「別解力」に広がっていった。読解力とは文脈を読む力だ。

「なぜなのか……」「どうしたらいいのか……」。人生の生き方が見えてきた。あとは決断と実践。

勉強がおもしろくなった。計算ができるようになったら、一人で買い物にも行けるようになった。世界が広がった。勉強のおもしろみがわかってきた。勉強は好きになったが、本気で勉強を始めるまでには時間がかかった。

18歳の夏、父親から「勉強をするな」と言われてから、無性に勉強したくなった。親父がなんと言おうと、先生がなんと言おうと関係ない。自分が勉強したくなったのだ。

変な子供だったぼくにとって、親父の勉強するなという逆説的な言葉がものすごく身にしみた。天邪鬼《あまのじゃく》なぼくは、それ以来、どんなことがあっても勉強したくなったのだ。

勉強することによって、自分の進む道の選択の幅が広がった。これが勉強することの一番の意味だったように思う。国立の医学部にいけたからよかったと言う人がいるけど関係ない。お医者さんになっても、別に自由に生きていない人はいっぱいいる。大事なことは医者になることとか、あるポジションにつくということではないのだ。

なんで勉強するのか、自由になるため。

だから、勉強して偉くなって、不自由な人を見ると、可哀そうだなと思う。

勉強が楽しくなるコツはなにか、勉強を好きになること。

勉強を全部まんべんなく好きにならなくてもいい。一つでいい。ぼくは算数だった。いつもこうやって三人の孫に話しかけている。

勉強をするのは偉くなるため。これが今の「正解」かもしれないが、これでは心が躍らない。勉強するのは自由になるためと考えるのは「別解」である。「別解」にはいろんな「別解」がある。自分の好きな「別解」をつくればいいのだ。

勉強することの意味が見えてくる。ぼくの場合は勉強することによって自分の環境から脱出してより自由になること。これがぼくの勉強することの「別解」であった。


勉強は大切だけど、授業中の居眠りは日本がワースト1である。日米中韓の4ヶ国での高校生の意識調査で明らかになった。財団法人一ツ橋文芸教育振興会と財団法人日本青少年研究所の連携した研究だ。高校生6200人を対象にしている。

授業中に居眠りをする高校生は日本は45％。圧倒的に多い。

授業はおもしろくなくちゃいけないのだ。受験テクニックなんて子供達はときめかない。勉強で子供達をハラハラウキウキさせられるか、これが大事なのだ。

「別解力」が問われている。

人気アニメ、機動戦士ガンダムのプラモデルのことをガンプラというらしい。30歳の会社員の男性が自分の家に火をつけた。なぜそんなことをしたのか。大切にしていたガンプラが家族によって捨てられたと思いこんで「家族が自分のことを理解してくれない」と、ガンプラと一緒に焼け死ぬつもりだったという。

実際には家族はガンプラを捨てていなかった。ゴミ袋に入れていただけという。結果としては単なる思いこみだった。

なぜ人は本を読んだり旅をしたり勉強をしたりするのか。こんな思いこみを起こさせないためである。ぼく達人間は、思いこみという罠にはまりやすい。世界にはもっと大変な生活をしている人のことや、おもしろい生き方をしている人のことを学ぶことで、ガンプラと一緒に死んでしまおうなんて落とし穴にはまらないで済むようになる。

思いこみに絡め取られないために、絶対的な神話にはまらないことだ。
○に近い△を生きる生き方は、柔らかい生き方だ。
幸せになれるかどうかわからないが、不幸にならない生き方だ。


16歳のマララさんは、パキスタンの女学生だった。女性が勉強する自由を訴えたために、イスラム原理主義のタリバンに銃撃され、瀕死《ひんし》の状況に陥った。それを乗り越え、自らの誕生日に国連で演説をした。

「タリバンは私や私の友人を銃弾で黙らせようとしたが、失敗した。

テロリストはなにも変えられなかった。

私から弱さと恐怖、絶望が消え、強さと力、勇気が生まれた以外は」

銃弾は女の子を黙らせることはできなかった。この女の子は銃弾を受けたことによって怖いものがなくなったのだ。かえって勇気が生まれたという。

なぜ勉強するのかがわかる、マララさんの大事な言葉である。

「私を撃ったタリバンを私は憎まない。もし私が銃を持ち、彼らが目の前に立っても私は撃たない」

これが勉強することの意味なんだ。首相の安倍《あべ》さんはやられたらやり返す力を持った普通の国になりたいと考えているようだ。安倍さんの気持ちもわかるが、一歩立ち止まって、マララさんの言葉を勉強してほしい。この国をどうしたらいいのか、この国の憲法をどうしたらいいのか、もっと深い討論ができるようになるのではないかと思う。みんなが勉強することが大事だ。

ぼくはパレスチナとイスラエルを旅しながら『アハメドくんのいのちのリレー』（集英社）という絵本を書いた。

イスラエル兵に息子を殺されながら、イスラエルの重い心臓病の子供を助けるために、脳死になった自分の息子の心臓を提供したパレスチナ人の父親。人間だから持てる「別解力」である。古ぼけた「正解」ではない、新しい「別解」をこれでもかこれでもかと見せつけていくことが必要である。

なんで勉強するのか。マララさんのように希望と勇気を持つため、勉強が大切なんだ。

ハリボテのアベノミクスだけでは問題は解決しない

死ぬほどの困難な状況に出遭《あ》っている時、この二つのことがあると生き抜くことができるとよく言われている。

愛する人がいること、そして、働く場があること。

東日本の被災地ではこの二つが奪われていることが多い。だから大変なのだ。

全国的に見ても若者達に安定した職が見つからず、結婚を諦めている人達もいる。雇用はものすごく大事なのだ。

大学を卒業しても、2割の若者が安定した職についていない。とんでもないことだ。

失業率は少し改善しているとはいえ、解雇や退職勧奨に関する自治体への相談件数は5大都市で年間2万4800件と増えている。

むちゃなリストラをされている人達がいるということだ。

一方、国立社会保障・人口問題研究所の調査では、交際している異性がいない割合が男性は6割を超え、女性はほぼ半数に達した。

いい仕事のないことがハードルになり、多くの若者が結婚を諦めている。

2013年2月の生活保護受給者は215万人を超えて過去最多。支給総額は4兆円に近づく勢いである。

生活保護受給者のうち、働ける可能性のある28万8000世帯の人達に仕事が与えられるといいと思っている。今の日本のピンチを脱出する方法は、そう簡単ではない。アベノミクスでうわべだけいじったり、ムードだけ変えようとしても、制度疲労を起こしている日本というシステムを変えない限り、本当のピンチからは脱出できないのではないかと思う。

アベノミクスは、かなり危ない戦略である。でも土俵際《どひょうぎわ》の日本で、安倍さんはそれなりにやっていると思う。初めて首相に就任した時に比べて、だいぶ大人になった。でも、もっと幅を広げてほしい。安倍さんは自分と違う考えを持っていると、みんな左翼にしてしまう。そんなに簡単ではない。麻生《あそう》さん、鳩山《はとやま》さん、菅《かん》さん、野田《のだ》さんとあまりにひどいリーダーだった。それに比べれば、誰が首相になっても少しはいいか、と思いたくもなる。

自分自身は幅の広い人間になって、できるだけニュートラルに物事を判断しようと思ってきた。

この10年ほど、この国をどうするかきちっとした物語を持っていたリーダーに出会っていないような気がする。

みんなが浮かれるほど成長戦略の実態のないことを、承知していないといけないと思う。アベノリスクになる可能性が十分あることを承知していなければならないと思う。

まずなにが必要なのか。まずどうなれば少し状況が明るくなるのか、考えてみた。働きたいと思う人が働けて、生活保護から脱することができれば、その人はどんなにうれしいことだろう。

非正規雇用でなく、安定した仕事が見つかった若者が、好きな人と結婚して子供を産み、家を建てる。内需が増えて、景気も回復する。生活保護にかかる税金をほかのことに回せるようになれば、国民全体にとっても好ましいことに違いない。だから、雇用の拡大が大事なのだ。

日本には魅力的な会社がいっぱいある。

資本主義社会だからといって、相手を打ちのめして自分が勝つことばかりを考えるのではなく、障がい者の雇用を考えたり、利益を社会に還元することを忘れない会社がある。

漢方薬のツムラは、破産した北海道夕張《ゆうばり》市に工場をつくり、雇用を提供した。

ヤマト運輸は以前から、障がい者の雇用拡大に向け、株式会社をつくって「スワンベーカリー」というパン屋さんを全国に展開している。東日本大震災の後には、被災地のために140億円の寄付をした。

資本主義は、基本的には競争が原則である。競争に打ち勝って、たくさんもうけていいのが資本主義である。しかし、そうやって何度も何度も資本主義は大きな波をつくり、バブルを生み、そのあとに大きな不景気をつくりだしてきた。この大きな不景気の波をつくりださないためには、お金を回転させる必要がある。

お金をできるだけたくさんもうけるという「正解」に対し、お金をもうけて回転させるという「別解」が必要な時代がきたのである。資本主義は回転が大事。どこかがもうけるだけでとめていたら、つまずく。そうやって何度もつまずいてきた。

稼いでもいいから、みんながお金を使うことが大事なのである。時には、困っている人たちのためにお金を使うこと。

それが資本主義がつまずかないためには大事になってきているのだ。

心ある会社は、非正規雇用や外国への工場移転でコストを削減することを考えず、国内で雇用を拡大しながら、内需を喚起しようとしていくことが大事だ。

高学歴ワーキングプアが生じている。

大学を卒業してもなかなか仕事がないのと、仕事がないだけではなく、大学院を修了し、博士号をとっても、研究所や大学の非正規で非常勤講師をしている先生達が多い。

全国の大学で約19万人にのぼる可能性がある。多くの非常勤講師の年収は300万円程度。せっかくキャリアアップしたのにきちんとした待遇がされない。このままでは学生の博士離れが進んでしまう。最先端の研究をする人達がいなくなることで、日本の新しい製品の開発なども将来が暗くなってしまう。

国が日本の未来を考えて、人材育成に対してできるだけのサポートをしたほうがいいように思う。企業の業績も回復傾向にあり、内部留保は267兆円(全労連・労働総研調べ）。その他の引当金等も含めると470兆円のお金がたまっている。個人の資産も1400兆円から1570兆円に増えた。お金はあるところにはあるのだ。

企業にたまっている470兆円ものお金が還元されて、使われていない時は、企業に対して税金がかかるシステムにしたらどうだろう。

このままならば、そうする必要があると思う。

日本の対外純資産は296兆円。22年間連続世界一だ。なのに若者が貧しいのはおかしい。この1割でも使われれば、一気に日本の景気は良くなるはずだ。

総務省が2013年7月に発表した2012年の就業構造基本調査で、非正規労働者が2000万人を超えた。非正規雇用者の占める割合が38・2％である。4割近い人達が、仕事の不安定さを抱えている。34歳までの若い非正規労働者、ニートの割合も増えている。

この人達がカギである。

この人達がきちんとした給料がもらえて、好きな人ができて結婚して、子供をつくってくれる。それが本来の国のかたちをつくるということである。

非正規労働者が2000万人いるというのが、内需を拡大する上で、ボディーブローのようにマイナスに効いてきている。

2014年春には、トヨタは単年度で2兆円の黒字を生む可能性が出てきた。すごい努力だと思う。悪くなる時のことを予想して最小限度の人数で運営されていると思うが、内需を拡大するため、若者たちが安心して未来を描けるようにするため、少しでも多くの正規雇用を増やしてあげてほしい。

勤務地や労働時間が限られる限定正社員という制度も取り沙汰《ざた》されているが、昇進が止められたり給与水準が正社員よりも少ない可能性が高い。解雇されやすいという可能性もある。

みんなが大好きだった小泉《こいずみ》さんの時に規制緩和を行い、雇用のあり方が完膚《かんぷ》なきまでに壊されてしまった。安価な労働力が手に入って企業は一息つけたが、今になってみれば、これが原因でぼく達の国は、内需を拡大する力を失ってしまったのだ。

だから、ぼく達は勉強しないといけないんだ。

人間が生きていく上で一番重要なことは、働く場があることと愛する人がいること。この両方を規制緩和が粉々にしてしまったのである。

これを脱却するための絶対的な「正解」はもうありえない。◯に近い△を探していくしかない。非正規労働者を少しでも減らしていくという、◯に近い△を探していくということが急務である。これをしない限り、ぼく達の国は幸せを感じにくい国になってしまうのではないか。

幸せを感じない人達が多くなれば、国の安定性が壊れる。戦争でもなんでも起きて、国なんか一度崩れてしまったほうがいいと思う人も多くいるだろう。危険な考え方が台頭する。世界と仲良く平和をつくっていこうという前向きな発想から、ナショナリズムという内向きの発想になっていくだろう。

国民の一人ひとりの心が健康であるかどうか、そして、この国そのものが、健康であり続けていくことができるかどうか、働きたい人達に少しでも安定した雇用を広げることができるかどうか、これがこの国に問われている「別解」

である。

生活が安定すると内需が広がっていく。

本格的な内需が広がらない限り、デフレ脱却はできないのではないだろうか。

そのためには、安定した雇用の拡大しかないように思う。まず、企業が内部留保の1割を、あたたかな気持ちをもって使い始めることが大事だと思う。

政治にも○に近い△という思想を

安倍晋三《しんぞう》首相は〝アベノミクス〟を自画自賛しているが、実態は日銀の〝量的・質的緩和〟によって市場にダブついていたお金が一時的に株式市場に入りこんだだけの話。

これくらいのことで浮かれることなく早く成長戦略を具現化させなければ、一気に市場は悪化する可能性がある。

安倍さんに替わってから、付け焼刃だけど、なにかしようとしていることはわかる。当面、安倍さんは経済の建て直しに全力をあげるだろう。この2、3年停滞して議論がされなかった日本の医療システムと保険制度をどうにかしなくてはならない。そして、教育問題。さらには、東日本の復興……。

議論しなくてはいけないことを、きちんとまずはやってほしいと思う。そして、なにより安倍さんが一番やりたいことはわかっている。

憲法を変えること。

日本の国民の半分は納得するけど、半分は納得しない。なによりも貿易立国として、憲法を変えてやっていけるかどうか。中国と韓国はなにをやってもぎゃーぎゃー言うけど、アジアの人たちが日本を理解しようとしてきたのは、憲法9条があるからだ。それで彼らは安心してきた。憲法を変えたら、たとえ96条だけでも、大騒ぎになる。その先に9条を変えようとしている「鎧《よろい》の下の刀」が見えている。アジアは騒然となるだろう。東南アジア全体が中国や韓国と一緒になって、日本バッシングが始まると思う。貿易立国としてそれでやっていけるのだろうか。安倍さんにはあせらないでほしいと思う。

政治なんて、誰がなにをやっても同じという、しらけムードがはびこっていく。

参議院選挙の投票率も低かった。魅力的な政党がない。魅力的な候補者がいない。よくわかる。でも、選挙は、○に近い△を探すことなんだ。理想的な政党なんてありはしない。理想的な候補者もいない。でも、いくつもの課題の中で、自分はこれだけは許せる、これだけはどうしても大事という項目に合う政党を探すしかないのではないだろうか。○に近い△を探すことが大事なのだ。

東日本大震災後、復興予算が何回にもわたってつくられてきた。

お金が東北で動きだす。当然、内需は拡大し、東北のみならず、日本全体も活性化する可能性がある。

政治の無策やスピード感のなさを思うと愚痴《ぐち》の一つも言いたくなるが、批判しても始まらない。冷えた景気に身を縮めず、嘘っぽい景気回復に有頂天にならず、積極的に旅をして、おいしいものを食べて、映画や芝居を楽しみたい。

心は軽いそう状態がちょうどいい。国民の気持ちがそう状態になっている人が多いときに、景気はよくなる。国民の多くがうつうつとしていては、景気は本格的にはよくならないだろう。

みんなが○になるのをずっと待つのではなく、適当な△で生きていくようになると、ほどほどの消費が生まれてくる。それが景気を動かしていくのだ。

個人の経済活動など微々たるものかもしれないが、個人資産1500兆円を超すお金の1割でも動けば景気はよくなる。

成長戦略をもっと推し進めよう

安倍政権の成長戦略には科学技術イノベーションが盛りこまれ、このイノベーションを5年以内に世界一にするという大きな目標も掲げられている。

2013年6月7日に閣議決定された科学技術イノベーション総合戦略は、

①健康長寿
②クリーンエネルギー
③次世代インフラ整備
④震災復興
⑤地域再生

この五つを研究開発の柱にしている。

世界の先頭を走れる長寿社会の実現を、科学技術イノベーションで行おうという考えのようである。

がんなどの病気の革新的な予防、診断、治療法も考えているようだ。当然、iPS細胞を使った先端治療の開発なども含まれている。

2011年の医療費は、前年に比べて1・1兆円増え、37・8兆円になった。伸び率は3・1%。

今の日本の懐《ふところ》事情からすると、この医療費がこのまま増えていくと、いずれは制度そのものを支えきれず、国民皆保険制度が崩壊する心配さえある。

現在、年間の法人税は9兆円。事業主が支払う社会保険料は28兆円。法人税よりも社会保障を支える費用のほうが高く、企業の大きな負担になっているのだ。

アメリカのゼネラルモーターズが一時経営危機になったが、そのときの理由の一つに、退職者を含めた手厚い医療保障が重荷になっていたという。

時々、法人税を上げろとか、あるいは下げろという議論がされるが、年間の法人税が9兆円という数字を見れば、法人税を無理して下げたところで、企業側にとってもそううまみはないのである。わずかに法人税を下げたとしても経済は動かないと思う。経済が動かない減税は意味がない。

最も経済を動かすのにいい減税は投資減税である。大胆に、投資に対して税金をかけない、という投資減税と並行して、内部留保している267兆円が使われなければ、そのお金に高額な税金をかける、これが大事だと思う。企業の大きさにあわせて、その企業が今後生きていくために必要な内部留保の枠を決める。その枠を決めて、持ち続けて動かないお金に税金をかけるのである。すると、税金を払うよりは、職員の給与をあげよう、研究費をもっと使おう、設備投資をしようと、マインドが変わる。これが最も景気に影響を与える◯に近い△だと思う。

もう一つの問題は、社会保障費を天井知らずに上がり続けさせないこと。これが大事なのだ。

厚生労働省の『患者調査』(2011年調べ)によると、高血圧患者は900万人。糖尿病は270万人。高脂血症が190万人となっている。

これらの多くの患者は薬を長期的に投与されているケースが多い。

高血圧患者に最も投与されているのは、ノバルティスファーマの血圧降下剤、商品名「ディオバン」である。2012年度の薬の売り上げランキング1位で、日本だけで1083億円の売り上げがある。

この薬は、約11億円の、研究のための寄付金提供を受けた五つの大学が臨床試験を行った。

そして出てきたのはあまりにできすぎた治験データだった。

研究者には元製薬会社の社員もいたという。資金提供を受け、出てきた治験データは、その公正を疑われ〝利益相反〟が起きている。

不透明なデータは、医療界のスキャンダルになった。こんなことをやっていては、創薬で世界に打って出るのは難しくなる。

原子力村をつくって、安全神話を振りまいた結果が悲劇を拡大した。ディオバンという薬が異常に売れること自体が、大学と製薬会社と医師が利益共同体の「ムラ」をつくっている証拠だと思う。おそらく、ホテルなどで薬の勉強会が催されているのだろう。でっちあげのデータをつくった医師が講師に呼ばれ、講演料をもらう。多くの医師達はおいしいものをごちそうになったり、中にはホテル代を払ってもらったり、交通費を払ってもらったり。なんでタダ飯を食うんだろう。

血圧の薬はいっぱいある。ディオバンの10分の1の値段でよく効く使いやすい薬はいっぱいある。ぼくはディオバンなんかに見向きもしなかった。たくさんの△の中から患者さんに合った△を選べばいいだけの話。タダ飯にだまされないことが大事だ。下品になってはいけない。

世界と戦って薬を売っていくためには、日本の中にある「ムラ」を壊していかなければいけない。今あるシステムではなく、オルタナティブなシステムが必要なのだ。「別解」である。

研究のサポート対策が貧弱だからといって、製薬会社の社員にサポートしてもらうのでは公正を保つことはできない。こんな誤った「正解」なんかは打ち壊さないといけない。大学自身が二度とこういうことが起きないように、自分達で規制するシステムをつくらないといけない。透明性を高めないといけない。

医療分野のイノベーションの中でも、創薬は日本が世界と競っていくべき大事な分野である。ただ、日本は医療機器や医薬品の認可をもらうまでのハードルが高く、現状は世界と競うには不利な環境のままだ。

また、「先進医療ハイウェイ構想」を政府は謳《うた》っているが、まだ改革のスタートラインにも立っていない。保険診療と保険外診療の混合診療を拡大するとか、インターネットでほとんどの薬を買えるようにするとか、規制緩和を訴えてはいるものの、一部の業界の利益誘導をしているだけのようにうつる。

アベノミクスでやろうとしている規制緩和は、あまり本当の規制緩和のように思えない。選挙で応援してくれた業界の誰々さんが強く言うから、インターネットで薬を買えるようにしただけ、みたいにみえるのだ。規制緩和の哲学があんまり感じられない。行き当たりばったりで、強く言うやつの声がうるさいからやったにすぎないように思える。こういうことはやめてほしいと思う。

経済協力開発機構（ＯＥＣＤ）の調査では、ＧＤＰ（経済成長率）に占める教育機関への公的支出の割合は、30ヶ国の中で最下位。日本の技術革新に関する研究論文数は、10年前に2位だったが、5位に転落。論文の質を示す、他の論文への引用の数は4位から7位に後退した。安倍さんは、5年以内に世界一にする、と言っているが、教育も含めてお金をかけなければいけないところにお金をかけない限り、絵に描いた餅《もち》になるだろう。

政府は強靭《きょうじん》化政策にこれから２００兆円つぎこむと言っている。ムダならばまきはいい加減にしてほしい。教育や研究にお金をもっと回さないと日本は元気になれない。

2010年、日本の総医療費の対GDP比は9・5%、OECD加盟諸国の中では16位で、安い医療費にもかかわらず世界有数の長寿国になっている。2013年7月の厚労省の発表によると、日本人の平均寿命は世界の中で女性が1位、男性が5位。

中でも、長野県は先頭を走っている。平均寿命は日本一。

健康上の問題がなく日常生活に制限がない期間を示す「健康寿命」と「平均寿命」の差は、現在、わが国では男性で約9年、女性で約13年といわれている。当然、この期間に、介護保険を利用する人が多くなるわけだが、今、介護保険の利用者は右肩上がり。これ以上、介護費用や医療費が上がり、保険料が上がっていくと、一般庶民の負担は一層重くなっていく。

介護保険を利用しないで自立しているかどうかを指標とする健康寿命でも、

長野は日本一。平均寿命と健康寿命は、男性はほとんど同じ。女性は約2年のギャップがある。

しかも、長野県の高齢者の医療費は非常に安い。これはなぜなのかを科学的に研究し、日本中に広めれば医療費を安くすることも可能だ。

また日本総研の『日本でいちばんいい県　都道府県別幸福度ランキング』（東洋経済新報社／2012年刊行）では、基本指標と健康・文化・仕事・生活・教育の5分野の総合ランキングで、長野県が堂々の1位を獲得している。

今こそ、幸せで長生きするにはどうしたらいいのかを研究すべきだ。その施設は東京ではなく長野につくり、幸せで長寿の理由を現地で徹底研究すべきだろう。

かつての長寿県、沖縄は、今ではすっかり下位（特に男性）になってしまった。その原因はなんだったのか。再び長寿県にしていくためには、どうしたらいいのか。「別解力」が問われている。

また、青森県は最も短命の県である。どこに問題があるのか。解決するためには、なにをしたらいいのか。そういった研究が大切。「別解力」を求めるすぐれた「問い」は、すでにあるのだ。


アメリカの国立衛生研究所（ＮＩＨ）を真似た日本版をつくろうという構想があるようだが、アメリカのＮＩＨの下には27の研究所がある。

日本でも、幸せで長寿にするための長寿研究所を長野と沖縄と青森につくるのはどうだろう。


安倍政権のイノベーションを使った日本の成長戦略５項目の中には、地域再生も入っている。長寿と地域再生の一つのモデルとして、長野、青森、沖縄をモデルにして、健康にしながら生活の基盤の経済を再生していく、という大きな絵を描いていくと、日本の元気が再び戻ってくるのではないかと思う。

長寿の遺伝子など最先端科学技術を使い、さらに生活習慣を変えるために必要な心理学研究などとからめていけば成果は出るはずだ。

そして近年、わが国の和食は世界から注目されている。「クールジャパン」

をウリにしながら、観光立国を目指すのも得策だ。おいしいものが食べられて、幸せと健康長寿になる新しい21世紀の生き方を、世界に売りだしていく。

今ぼくらの国は、「別解力」が問われている。イノベーションを利用しながら、なおかつ日本的という、新しい「別解」を探す必要がある。

苦しい波の中で、先頭を走っている自動車産業が崩れる前に、数十年前つくったトランジスタラジオや7、8年前革命的な薄型テレビをつくったような、イノベーションを使った新しい日本的なものをつくりだす必要があるように思う。

なかなか雇用が広がらない日本だが、この10年間で、２３８万人が医療・福祉の領域で増加し、働く人は７０６万人にまでなった。

ここが一番雇用を増やしてきた大きなパワースポットになっているが、実際はそうではない。なぜならば、医療分野の中での労働に対する給与は確立してきたが、介護の世界では低賃金のままである。そのために、これ以上雇用が広がりにくく、働きたい人が見つからない状況になっている。ここの給与が少し上がれば、内需は明らかに拡大していく。介護保険料を上げないようにしながら、なおかつそこで働く人たちの給与を上げていくという、奇跡に近い綱渡りが必要なのだ。

介護保険を利用しないで、自立している健康寿命日本一の長野県に、そのヒントはある。介護保険料を上げないようにする方法を、長野県の生活の中から科学的に因果関係を見つけることである。そして、保険料が上がらないようにしながら、介護分野で働く人たちの、給与の見なおしをする。これに成功すれば、雇用の拡大は難しくない。

この人達は給与が少し上がって安定すれば、やりがいのある仕事だと感じるはずなのだ。幸せを感じる仕事なのだ。給与が安定すれば若者達は結婚するだろう。そして子供をつくる。日本が求めていた、いい回転が始まるのだ。政治家や官僚の「別解力」が今、問われている。

同時に日本流の健康づくり運動も世界に売りこんでいく。そうすれば大きな成長戦略の一翼を担っていけると思う。

そのためには、無駄なお金をばらまくのではなく、きちんと考えた上で税金を投入していくことが大事なのだ。長野、青森、沖縄に長寿・健康研究所をつくろう。

フロンティアに出ていこう

２０１０年は北アフリカへ、２０１３年１月は南アフリカへ、４月は東アフリカへ３週間ほどずつの旅をしてきた。

アフリカは元気だ。現在約10億人がこの地で暮らしているが、２０２５年には地球上の全人口の17％はアフリカの人々で占められるという。

資本主義は壁にぶつかると常にフロンティアを求めてきた。

かつてはアジアがフロンティアだった。アメリカ大陸がフロンティアとして、資本主義のピンチを救った時もあった。

時には、戦争をしてまでフロンティアの代理をつくったりしたこともある。

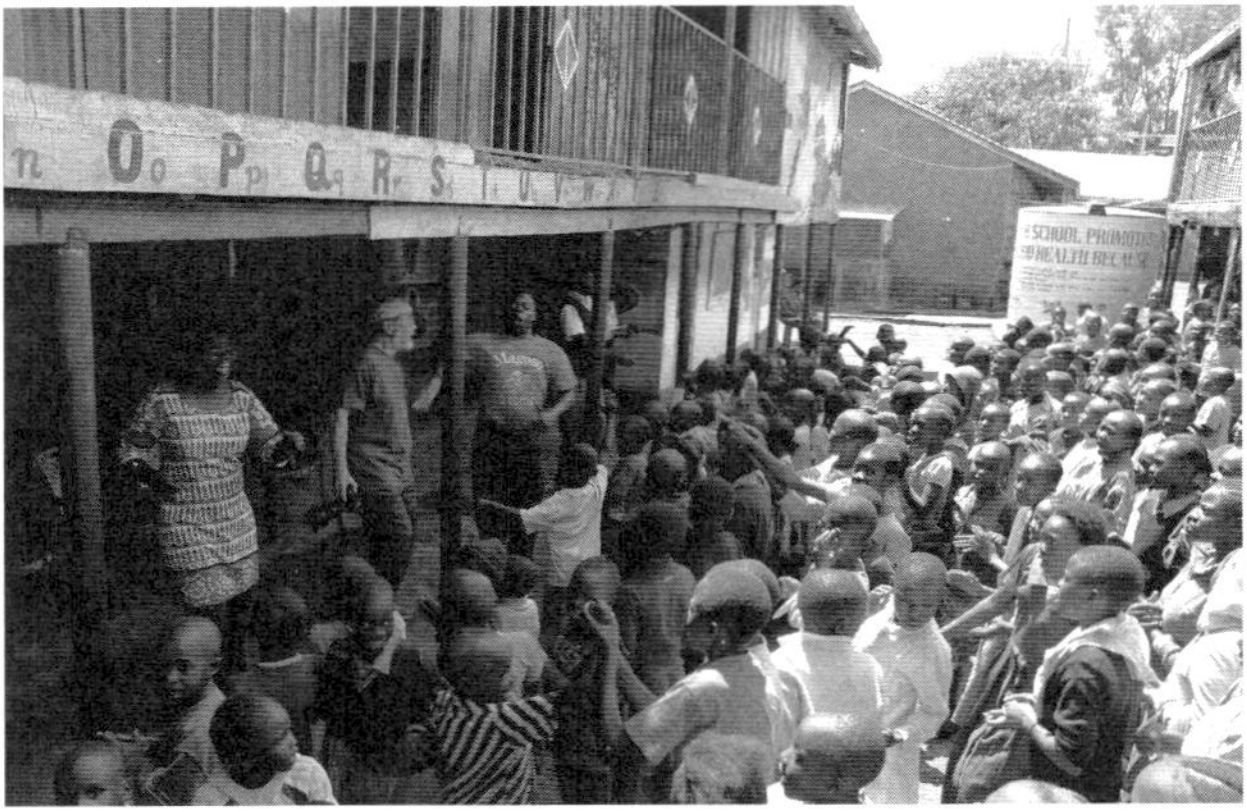

キベラスラムの学校の子供達と話しているところ。

現在のニューフロンティアはアフリカだ。

２０１０年のアフリカ全体の経済成長率は５％、２０１１年は３・４％だった。２０１２年、アフリカ全体で４・５％の成長率、２０１１年からアラブの春が吹き荒れ、経済はとまっているにもかかわらず経済成長率は伸びている。

政情が安定すればさらにもっと大きく伸びるだろう。

北は石油を中心にした天然資源のある国が多く、政情が安定してくれば一気にＧＤＰを上げてくる可能性がある。

一方で、深刻な貧困問題を抱えてもいる。

外務省の2007年の調査によると、飢餓《きが》率が35％を超える国がアフリカには53ヶ国中で18ヶ国もあるという。

ぼくはケニアの首都ナイロビにあるキベラスラムに入った。治安が悪いのでライフル銃を持った警察官が必要と言われた。なんと、5人がぼくをガードしてくれた。

このスラムには100万人が住んでいると言われている。実際の数字は誰もわからない。

ここに住む人のほとんどが1日1ドル以下の絶対的貧困の中で生活をしている。ボトム・オブ・ピラミッド（BOP）。ピラミッドの底辺、世界の人口の約70％にあたる層のことだ。このBOPは年間約3000ドル、約30万円以下で暮らしている人々のことをいう。この人達が68億人のうち約40億人にあたるのだ。

アフリカを中心にアフリカだけではなく世界中にいるこのＢＯＰの人達に、人間らしい生活ができるように少しずつ支援をしていく必要がある。

そこに当然ビジネスチャンスも生まれてくる。

フロンティアへ、開拓に行く若者を、大企業はもう少し雇えばいい。若者達も、うちに閉じこもらず世界を見てみるといい。

日本人のビジネスの仕方は徹底的に相手から利益を上げるよりかは、ウィンウィンの関係をつくっているものが多いように思う。外国を旅していると、相手国をすごく大事にしているのが見えてくる。

中国よりも日本がもっと元気を出して世界へ出ていくほうが、ＢＯＰの人達にとってもありがたいのではないだろうか。

ぼく達の国を元気にする安全な貿易相手は、もうそんなにはないのだ。かつての「正解」にしがみつかないことだ。「別解力」を養うためには、リスクの感覚に強くなることである。リスクをわかりながら、それでも、自分達の利益と自分たちの開発した技術やノウハウが、発展途上の国に役に立つというあたたかなロマンのために、リスクをかけることである。安全で、絶対利益を上げられる現場なんか、今は世界中どこにもないのだ。

利益が少なくても、自分達の技術やノウハウが役に立つということがとても大事。ぼく達の国の若者が、アフリカでいきいきと働き、その国の発展を助けている姿は、美しくて上品な景色である。

「別解力」を育てている時、やろうとしていることが下品でないこと、上品で美しいこと、人々を幸せにしていること、その結果として自分達がもうかっていくことが大切だ。新しい姿の「別解力」が問われているのだと思う。


オリンピックなどの世界的な規模のイベントを行う前は経済成長するが、終わった後は借金を抱えて不況になるという現実を数多く見てきた。

アテネやバルセロナのオリンピック後のギリシャやスペインがまさにそうだ。

南アフリカはサッカーのワールドカップを終えた。

ぼくは南アフリカの経済成長に暗雲がたちこめるのではないかと心配してい

たのだが、不況を乗り越えたようだ。

２０１２年８月、大規模なストライキが行われ国債の格付けが下げられたりした。しかし、２０１１年のＧＤＰは３・５％、２０１２年は２・５％と着実な伸びを見せていた。

南アフリカの財務省は今後数年の経済成長を３・０〜４・１％と見積もっている。外国からの投資も盛んだ。

日本の車や電気製品も出回っている。しかし日本製がいいというのはわかっているけど高い、という。最初は日本製が欲しいと思っていても安いからと、中国や韓国の製品を買う。買って使ってみたら、まあこれでもいいかとなって、徐々に中国製や韓国製の製品が増えてきたらしい。これはアフリカ全体に見られる傾向だ。

人口10億人に達するアフリカのフロンティアに対して、日本の企業はなかなか踏みこむ勇気を持てないようだ。

もちろん経済が伸びている国ばかりではない。ジンバブエでは２０１３年１

月、国家財政の残高が217ドルと財務大臣が発言し大問題になった。自国の通貨は紙くず同然になり機能しなくなった。

紙幣一枚が100兆ジンバブエドルなんてのをつくったが、ハイパーインフレで経済が破綻した。

ぼくはこのお札を持っている。お札にはバッファローの顔が刷られているが、なんだかもの悲しそうな顔をしている。

それでも訪ねたジンバブエは、元気だった。

2012年は金やプラチナ、ダイヤモンドが採掘され、ダイヤモンドの輸出だけで年間6億8500万ドルに達している。政治さえしっかりしてくればこの国はもっと元気になる可能性を秘めている。

タンザニアにはオールドバイ渓谷という人類の祖先、猿人の骨がたくさん出土している場所がある。この国の一人当たりのGDPは約545ドル、開発途上国ではあるが、経済成長率は6〜7%を続けており、伸び率だけ見れば驚異的な成長である。

国の雰囲気も治安もいい。

タンザナイト、金などの貴重な金属も豊富で天然ガスも見つかった。

今後、一気に豊かな国になっていくような気がする。

ケニアやエチオピアも同じように4・4〜10・1%の成長率を示していて、アフリカの国は将来が有望である。

ぼくはチェルノブイリに97回医師団を送り、放射能の汚染地域の子供を助けてきた。イラクの戦場の子供を助けようとして、9年間、支援を続けてきた。シリア国境沿いの難民キャンプやパレスチナの難民キャンプにも診察に行く。

そのリスクに比べれば、アフリカのリスクはすごく少ない。そして、魅力的だ。いきいきしている。一度行ってみたらほれてしまう日本人が多いと思う。明るくてパワーのある人々。その人達が今、目をギラギラさせながら、発展しようとしている。成長しようとしている。貧困から脱出しようとしている。

そこに、ボランティアではなく、ビジネスとして、ウィンウィンの関係をつくる。日本流のジェントルなウィンウィンな関係をつくっていくことは、日本人だからこそできる仕事だ。

今こそ、「別解力」が問われているような気がする。

問題はエジプトである。かつて観光立国だったエジプトは政情が不安定で観光客が激減している。

南部のアブ・シンベルという都市にはアブ・シンベル神殿という世界遺産がある。

この周りには大きなホテルがあり、たくさんの観光客が泊まっていると思っていたが、泊まっていたのはなんとぼく達だけだった。

農業をするにはかんがいが必要で、そのためにはディーゼルをまわす石油が必要。しかしその石油を買うお金がないのだ。

というのも、エジプトで円をドルに換金しようとしたが断られた。エジプト政府の外貨準備高が低下しているからとのこと。額面は革命後130億ドルとそれ以前の三分の一に低下している。

米ドルは政府にとって、命綱になっているようだ。

ムスリム同胞団が政権をとって、貧しい人を助けるために、石油や小麦などに助成金や補助金が湯水のように使われていた。

まるで社会主義国のようなことをしだした。

選挙があれば、こういう施《ほどこ》しがきいて、投票の過半数をとってしまうのである。

世俗派の若者達は非常に不満を持っていた。その若者達の不安がデモになり、そのデモを利用して軍がムスリム同胞団の政権を奪った。こういうことの繰り返しをしているのは、今のエジプトにとってはものすごくマイナスである。

ギザの三大ピラミッドなどの観光地に行くとこれまでも物売りがしつこかったが、観光客が激減しているため、なお一層ひどくなっていた。

政変が起きる一ヶ月前に、カイロのタハリール広場で若者達の激しいデモがあった。ぼくはすぐに、デモ隊の中に入りこんで若者達にインタビューをした。

すると、若者達は今の政府を信用していないと話した。

せっかくアラブの春で民主化されたのに、前向きの経済政策に着手しないために雇用が広がらない。大学を卒業しても職がない。優秀な若者はイギリスやオランダに出ていってしまうと嘆いていた。

ムルシ政権は、長く続かない、と若者達は断言していた。ムスリム同胞団はこの時、自分達だけで政権をつくるのではなく、経済に強い世俗派の専門家に大臣の席を与えたらよかったと思う。

ぼくが見たアフリカは、正直まだまだら模様の状態だった。

しかし、10億という人口を抱えるアフリカを日本は無視できないだろう。エジプト以外の成長率の高さにも注目すべきだ。

依然リスキーな大陸ではあるが、魅力に満ちあふれている。

中国や韓国に負けないで日本はもっとアフリカに進出すべきだと、この目で見てまわって、そう体感した。

大事なのは、風が吹くまで待つこと

大事なことは、雇用を増やしていくことだ。

努力をして仕事を探すことが大事。自分の望んでいるような仕事がないからといって、いつまでもぶらぶらしているのではなく、◯に近い△を探すしかない。

「正解」がなくても、あるうちの中でまあまあいいのを見つけて働く。そこで全力投球して、いい結果を出すしかない。

プロセスと結果は繋がっていく。プロセスを大事にして、いい結果を出すことがキャリアアップに繋がる。ずっと夢みたいな仕事を探して待っているのではなく、まず働いて成果を見せていくことが大事である。

39年前、約4億円の赤字を抱えた病院に就職した。オンボロ病院のため、医者が集まらない。集まらないから赤字がふくらんでいった。

赤字だから最新の医療機械が買えない。患者さんがさらに減る。看護師さんも他の専門スタッフもみんな敬遠してよその病院に行ってしまう。悪循環の罠《わな》に陥っていたのである。

まず信頼を勝ち得ようと思った。経営の役に立たないことから始めた。脳卒中の多い地域で、脳卒中を減らすために、仕事が終わってからボランティアで、一年に80回、「脳卒中で倒れないために」という講演をして歩いた。

健康づくり運動をしたのだ。「別解」を求めたのだ。赤字を黒字にするには、稼ぐことが「正解」だが、ぼくはあえて「別解」を求めた。頭の中では必ず、黒字にする、と思っていた。

地域を健康にすればますます患者は減り、病院の経営は悪化していく。それでも地域の人との信頼関係が大事と思って地域に入っていった。時間はかかるけど、いつか必ず大きな成果が上がると信じていた。信じて回り道を覚悟で働いた。

脳卒中で倒れると、障がいが残ることが多い。地域で毎晩、健康づくり運動をしたことに住民は感謝をしてくれた。予想通り、一時期病院はさらに赤字になっていった。それでも耐えた。数年で成果がでだした。地域が健康になっていく。医療費が安くなっていく。病院は黒字になった。

正しいことをしている時は、いい風が吹いてくるのを待つ。コレが大事。

39歳で病院長になり、55歳まで病院の経営を任された。16年間、すべての年度で黒字経営であった。職員達に黒字にしよう、と号令をかけたことは一度もなかった。あったかな医療をやろうと言い続けた。

がんの末期の患者さんも見捨てないために緩和ケア病棟もつくった。医療に優しさをとり戻したかった。医療の「正解」ではなく、「別解」を求めたのである。人口5万数千の市にとってなにが必要なのかを考えた。救急医療や高度医療だけではなく、健康づくりも並行してやろうと決めた。

倒れないようにしてくれて、万が一倒れたとしても、家にいたいと言えば家にお医者さんが飛んできてくれる。がんの治療がきちっとされながら、がんが再発した時には、ホスピスケアで最後まで温かくその人らしく生きられるようにしてくれる。そんな病院があったら、地域の人は救われるはずと思ったのだ。

これが人口10万の街だったら、病院づくりが違ったのかもしれない。

絶対的な「正解」はないのだ。できるだけ○に近い△を探すことが大事なんだ。○に近い△を探しながら病院づくりをしていたら、若い医学生や研修医達の憧れの病院になった。日本中のどの医学部にも1割くらい、あったかな医療に興味を持っている医師の卵達がいるのだ。

命を救う医療も大切だけど、命を支える医療という「別解」に魅力があることがわかった。

腕利きビジネスマンとの「別解力」についての対話

マサイ・マラのエコロッジ「ベースキャンプ」に行くために、原っぱのような飛行場に降りた。マサイ族の青年が少し遅れて迎えにきた。もう一人、西洋人の中年のゲストがいた。

紹介し合うと、ゲストではなく、ベースキャンプの管理者で、かつ「自己責任の旅行会社――Responsible Travel」という旅行会社の幹部だという。会社の名前を聞いて笑った。自己責任、という会社。名前がいい。おもしろいけど危険な旅を用意している。参加するかは自己責任というわけだ。発想がユニーク。21世紀型の新しいビジネスモデルだと思った。

ジャスティンと名乗った。車の中で話が合い、一緒に昼食をとることになった。


ぼくがやっているチェルノブイリの話やイラクの戦争で傷ついた子供の支援の話をしたら、ものすごく興味をもってくれた。

あったかいことが大事。なおかつ、あったかいことを持続していくためには、経営が大事と、意見が一致した。

これまでの資本主義は、もうければいい、自然を壊しても人を傷つけてもうければいい、というスタイルで進歩をとげてきた。

それじゃだめなんだ。古ぼけた20世紀の「正解」。

今では、そんなのは「正解」ではないのだ。もうけることは大事だが、地球を傷つけないこと、そこにいるマイノリティーの現地の人の生活を壊さず、生き続けられるようにしておくことが大事。


ぼくは、『ウエットな資本主義』（日本経済新聞出版社）というタイトルの新書を書いているが、この有能なビジネスマンは「あったかな資本主義」をテーマに仕事を組み立てているという。

インターネットを使ってユニークな旅行プランを提案し、欧米では評判のようだ。

リスキーな旅を企画している。北極点を目指す旅をしたり、山の中に1週間も入りこんで、危険な川くだりをしたり、普通ではやれないような旅だ。参加する人は自己責任、という欧米の自由主義的な発想でできている会社である。

世界各地にベースキャンプというロッジを持っている。

このマサイ・マラにあるエコロッジは、次の三つのことを実践している。

①マサイの村を大事にしている
②環境に配慮している
③ほかでは味わえない楽しみ方をゲストに提案している

たとえば、ウォーキングサファリ。ゲストの自己責任であるが、マサイ族のガイドとライフルを持ったスタッフがついて、歩くサファリを楽しむ。普通のサファリは、四輪駆動車でライオンやゾウの中に入っていく。それでも、危険なのに、車から離れて歩く。

信じられないことである。マサイ族の彼らの力を信頼したサファリなのだ。

このロッジの幹部でもあるジャスティンさんは、マサイの人達が彼らの伝統や文化を守り続けながら、21世紀の現実の世界の中でも生き抜けるように最大の配慮をしている。

ほかのロッジでは、スタッフはユニフォームを着ているが、ここではマサイの伝統衣装を身に着けているというのも、彼の方針のあらわれだ。

マサイの文化を尊重しているのだ。そして実はそれが売り物になることがわかった。

ヨーロッパから来る人達は、ユニフォームを着ているスタッフにサポートしてもらうより、マサイの民族衣装を着ている若者達にベッドメイキングしてもらったりするとうれしくなってくる。

古ぼけた「正解」よりも、△がおもしろいのだ。

旅をするということは、自分にあった△を探すこと。

ホテルはいつ場所を移してもいいように、テント方式で、できるだけ地球を痛めつけないようにいつでも撤退ができるようにしている。

この地域のマサイ族に対し優しく、地球に優しいのである。

ホテルの中の排水は川に流さないようにしている。全部地下に吸いこまれるようにしているという。太陽光発電を使い、ホテルの中のエネルギーを、自然エネルギーにしていた。

21世紀のビジネスは、20世紀的「正解」ではなく、「別解」が求められる。「別解」のほうが魅力的なのだ。そのためには、21世紀を生き抜くぼく達が新しい「別解力」をきたえる必要があるのだ。

彼とイブニングサファリに出かけた。マサイの運転手兼ガイドが同行した。ケニアは雨季。ハプニングが起きた。ぼく達の車が泥沼にはまって抜けられなくなったのだ。まずい！　周囲の森には、ライオンがいる。こんなピンチの中で、ジャスティンさんと話が弾んだ。

「人生には、失敗がつきものである。いくら失敗してもいい。しかし、常にかっこいいことが大事」

マサイの青年が脱出を試みている時、ぼくらは、「上を向いて歩こう」を歌った。

英国人のジャスティンさんは、イギリスのコメディグループのモンティ・パイソンの「Always look on the bright side of life」の「人生の常に明るいところを見よう―元気だせよ」という歌を歌った。

ピンチだったけど、ぼく達は楽しかった。四輪駆動車はぬかるみにはまって脱出できなかったが、その中でぼく達は気持ちのあせりもなく会話はおもしろくなっていった。

自己責任の旅行会社を経営しているジャスティンさんも、危険なところを平然と旅している鎌田も、世界の常識を否定し、おもしろい非常識に魅力を感じながら生きる選択をしている。スタッグというトラブルが起きても、精神的に全然めげない。

△を生きだすと、トラブルを平然と受け止めることができる。○じゃなくちゃ許せないとか、高いお金を出したのだから、スタッグなんか許さないなんて、

言わない。予想外に起きてくるトラブルを楽しんでいるんだ。なんたって、自己責任の旅なんだ。誰が悪いわけでもない。

そう思ってしまえれば、あとは簡単。いらいらしない。トラブルを逆に楽しめるのだ。△を生きる生き方は、実はしぶとくて強い。ちょっとやそっとじゃ白旗をあげない。したたかな生き方だ。自分の心が不愉快にならない大人の生き方だ。


2時間ほど立ち往生したが、結局、車は脱出できなかった。ロッジから応援に来てもらい、ぼく達は別の車で運んでもらった。

しかし、このハプニングの最中、マサイの青年の行動は終始一貫してかっこよかった。かっこいいことが大事なんだ。

四輪駆動でありながら、全部水の中につかってしまい、なかなか脱出できなかった。ちょっと前にゾウがいる。彼はゾウの群れをぼく達に見せようと思ってこのぬかるみを突破しようとした。彼のサービス精神がぬかるみにはまった原因。すべて納得できた。彼は車から離れて、車輪の下に必死に石をうめていた。

ゾウと目と目があう。ゾウにおだやかになるように、まるで暗示をかけているようだった。そして、優しくゾウに話しかけた。「こっちに来てはダメ」。ゾウは、一瞬にらんだあと、向きを変えた。マサイの青年の言葉が通じているように見えた。

ぬかるみに入りこむなんてガイド失格、そんなやぼなことは言わない。マサイの青年とゾウの対話を見ることができた。普通の旅では味わえないことだ。マサイはこうやって、動物達と生きてきたのだ。

救出部隊が到着したころ、空は夜に変わりかけていた。人生は、スタッグの連続だ。一回一回のトラブルにめげないこと、ふりまわされないこと。

新しい資本主義は柔軟であってほしい。

ほどほどにもうけながら、自然や現地の人達を大切にする。そんなあったかな資本主義。これは「別解」である。資本主義は本来、競争が大原則。ドライで冷たく、きびしい。これは20世紀の常識。

共産主義は自滅していった。論理的に破綻していった。共産主義になっても、人間の倫理観を変えない限りまともな国にならないのだ。「新しい人間」が生まれない限り、革命なんて、意味がないのだ。

ソ連の末期にチェルノブイリの放射能汚染地域の子供達を救うために、共産主義の国に入った。だめな国だなと思った。民衆は、貧しく、まともな医療が受けられていないのに、権力をもった人達は特別の病院で受診することができる。共産党の幹部が行く、リゾート地があったりする。これでは、共産主義がもつわけがない、とぼくは思った。それから、ソ連が崩壊するのに、4ヶ月しかかからなかった。

邪悪な心が権力を握れば、共産主義はますます専制的になり、怖いシステムになることもわかってきた。

資本主義しかないとすれば、20世紀型の競争する資本主義でなく、あったか

郵便はがき

料金受取人払郵便

新宿局
承認

7353

差出有効期間
平成27年8月
31日まで

1 6 0 - 8 7 9 2

867

〈受取人〉

東京都新宿区大京町22−1

株式会社
ポプラ社

編集局 ポプラ新書編集部 行

お名前 (フリガナ)

ご住所 〒

TEL e-mail

ご記入日 年 月 日

ご愛読ありがとうございます。

読者カード

●ご購入作品名

[　　　　　　　　　　　　　　　　　　　　　　　　　　　　　]

●この本をどこでお知りになりましたか？

1. 書店　2. 新聞広告　3. ネット広告　4. その他（　　　　　　　　）

年齢　　歳　　　　性別　男・女

ご職業　1.学生（大・高・中・小・その他）　2.会社員　3.公務員　4.教員　5.会社経営　6.自営業　7.主婦　8.その他（　　　）

●ご意見、ご感想などありましたら、是非お聞かせください。

●ご感想を広告等、書籍のPRに使わせていただいてもよろしいですか？

（実名で可・匿名で可・不可）

●このハガキに記載していただいたあなたの個人情報（住所・氏名・電話番号・メールアドレスなど）宛に、今後ポプラ社がご案内やアンケートのお願いをお送りさせていただいてよろしいでしょうか。なお、ご記入がない場合は「いいえ」と判断させていただきます。

（はい・いいえ）

本ハガキで取得させていただきますお客様の個人情報は、以下のガイドラインに基づいて、厳重に取り扱います。

1. お客様より収集させていただいた個人情報は、よりよい出版物、製品、サービスをつくるために編集の参考にさせていただきます。
2. お客様より収集させていただいた個人情報は、厳重に管理いたします。
3. お客様より収集させていただいた個人情報は、お客様の承諾を得た範囲を超えて使用いたしません。
4. お客様より収集させていただいた個人情報は、お客様の許可なく当社、当社関連会社以外の第三者に開示することはありません。
5. お客様から収集させていただいた情報を統計化した情報（購読者の平均年齢など）を第三者に開示することがあります。

●ご協力ありがとうございました。

ポプラ新書創刊記念キャンペーン応募欄

●読者プレゼントをご希望の方は本書の帯に付いている応募券（2枚）を下部に貼付の上ご投函をお願い致します。

※当選者の発表は商品の発送をもって代えさせていただきます。あらかじめご了承ください。
ご応募の締め切りは2014年3月31日（当日到着分まで）とさせていただきます。

ここに応募券を
貼ってください

ここに応募券を
貼ってください

な資本主義ができたらいいな、と思う。

「別解力」が必要とされていると思う。あったかな資本主義なんて、可能なのかどうかわからないけど、可能にしたいと思う。競争を原則としながら、競争に負けた人達も、もう一度生きなおすチャンスが与えられる国にしたい。働きたいと思っている人達がいきいきと働ける国になったらいいと思う。

みんなが自分や家族のために99％働きながら、1％は誰かのために、と思っているような国。そんな国ができたらいいと思う。可能性は十分にあると思う。

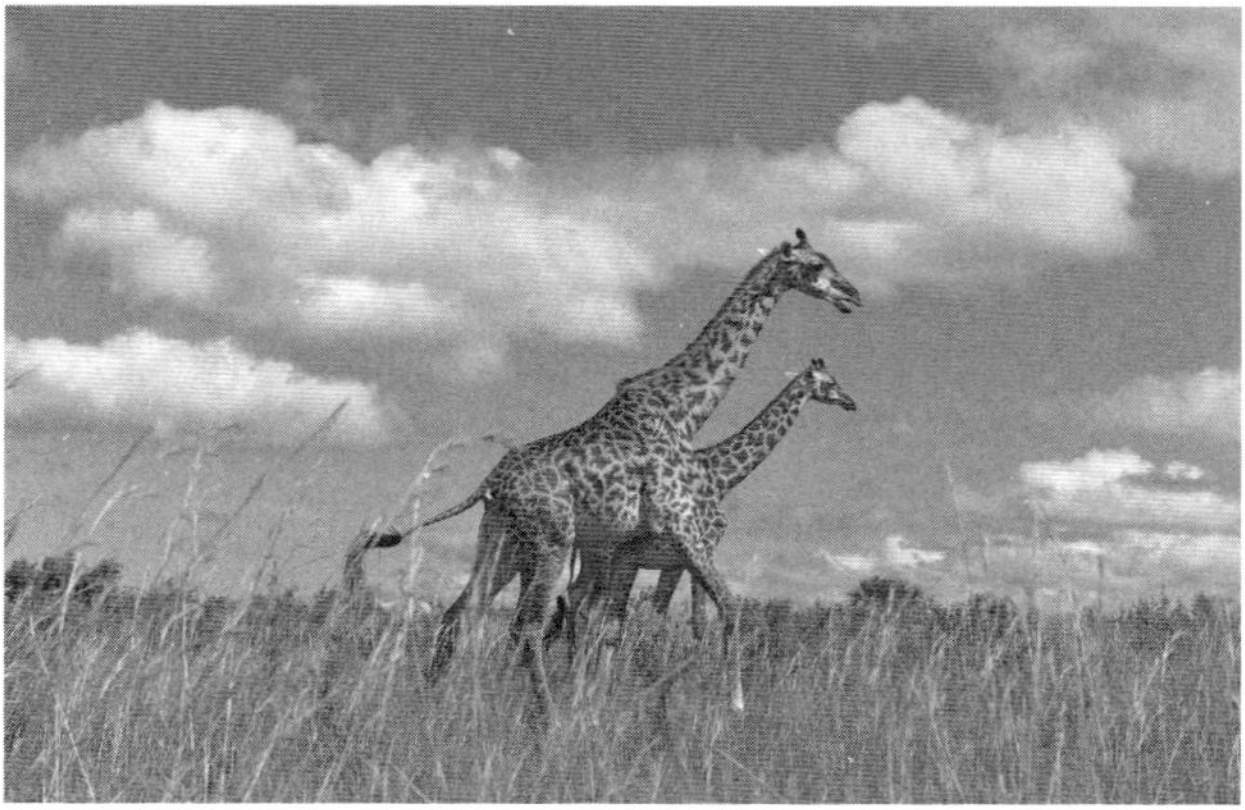

著者撮影によるケニアの草原を悠然と歩くキリン。

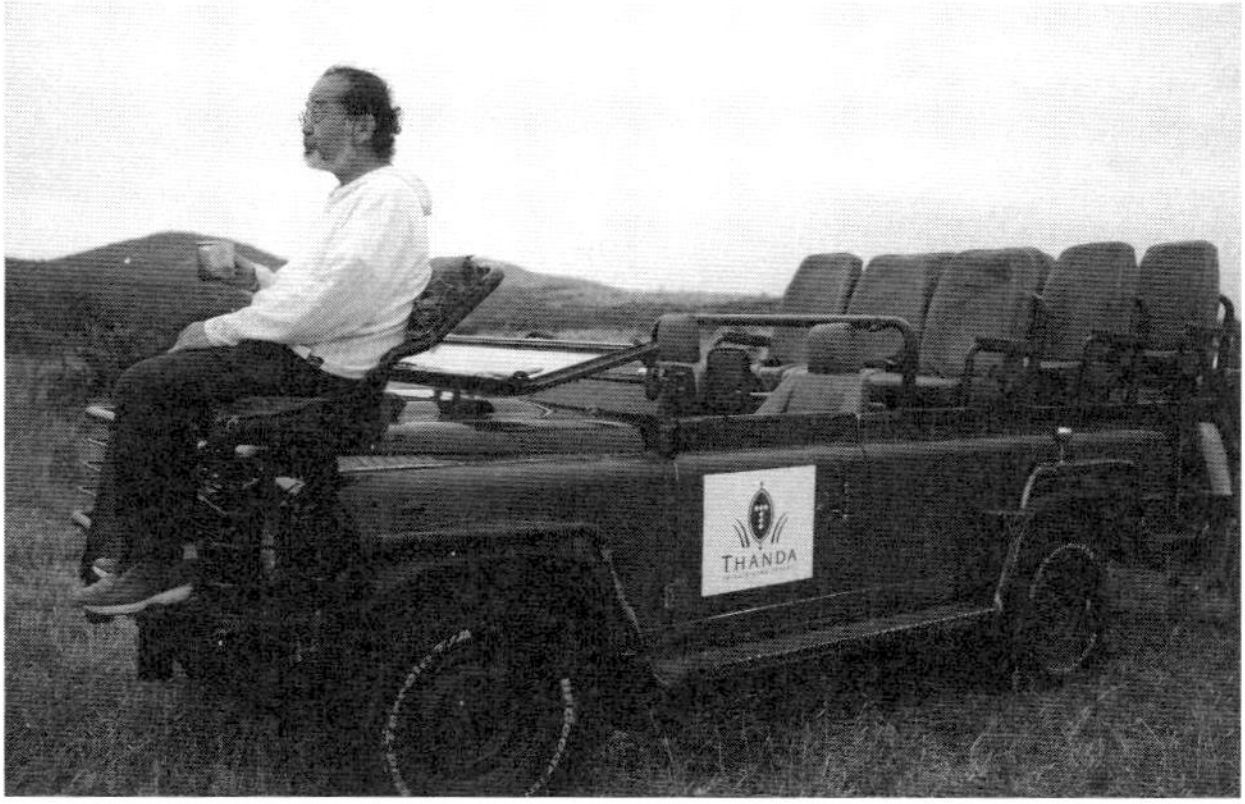

サファリの途中。キリマンジャロの方向を見ている。

第4章

「別解力」を磨けば「幸せ」なんて簡単

39年前、脳卒中の多発地帯に赴任して、その悲惨な状況を見てぼくは立ちすくんだ。初めて寝たきり老人を見た時、寝たきりになっている人も、その人を介護している人もみんなつらいだろうな、と思った。

制度がないとか、ルールがないからこの国が悪い、と×をつけてもなんにも変わらないことに気がついた。

とりあえず×ではない△に生きることが大切だと思った。制度はないが訪問看護を始めた。日本で初めてデイケアも始めた。病院の医療に対する「別解」、在宅医療も始めた。

しかしもっと大切な「別解」があることに気がついた。脳卒中にならないほうがいいにきまっている。脳卒中にならないために、健康づくり運動を始めた。健康づくり運動に大切なものは、一人ひとりが行動変容できるかどうか。心理学で使われる言葉だが、ここでは「生活習慣を変える」という言葉に置き換えられる。「生活習慣を変える」とは、実践することだ。

これができる人は人生での生き方を変えることもできる。繋がっているのだ。

人は必ず変われる

都道府県別平均寿命が２０１３年2月に発表され、長野県が男女ともに日本一になった。長野県はもともと長寿ではなかった。１９６０年代は、脳卒中の死亡率が全国１位。「不健康で早死に」の県だった。中でも、諏訪中央病院がある茅野市は、長野で最も脳卒中の人が多い市だった。

ここでも「別解力」が役に立った。

脳卒中の死亡率が高い地域ならば、多くの医師は何億もする機械を買って脳卒中の治癒《ちゆ》率を改善する努力をする。それが「正解」だ。

しかしぼく達はあえて「別解」を求めた。

脳卒中になった人を上手に治療するのではなく、脳卒中にならないようにするほうがいいと思ったのだ。

どの分野で働いていても、この「別解力」が大事。普通の人と同じことをしていては勝負にならない。

ましてや、健康づくり運動に成功して脳卒中が減れば、病院の収入が減るのである。資本主義社会の中で病院の「正解」は、脳卒中で倒れた人を一例一例丁寧に高度医療で治していく、これが、オーソドックスな「正解」である。

でもぼくらはあえて「別解」にこだわった。なぜなら、自分がこの地域の住民なら、倒れた後どんなにすごい高度医療で救命してくれたとしても、倒れないようにしてくれたほうがいいからだ。なぜなら、脳卒中は多くの場合で障がいが残るからだ。救命されたとしても障がいが残ってはつらい。

相手の身になって考えたのである。「別解力」を磨くためには相手の身になることが大事。相手の身になっていると、古ぼけた「正解」ではなく役に立つ「別解」が見つかってくる。

ぼくらは、積極的に地域に出かけ、脳卒中を防ぐための生活指導を始めた。生活を少し変えることを行動変容というが、これが大事なのだ。

①血圧安定のため塩分を減らす
②抗酸化力を増すために野菜をたくさん食べる
③繊維の多いキノコや海藻やコンニャクを食べ、発酵したものを食べ、腸を整え、免疫力を上げる
④魚、エゴマ、クルミなど「オメガ３系」と呼ばれるいい油をとる
⑤運動をする

この五つを目標にした。

まず、減塩に取り組んだ。講演が終わると、おばさん達は口々にほめてくれた。「わかりやすい」「胸に落ちた」「いい話を聞いた」と言われ、ぼくはうれしくなった。ところが、勉強会が終わると「さあ、お茶、お茶」。山のような野沢菜がでてきた。ショックだった。わかったと言いながら行動に繋がらない。人は頭でわかっても行動に変化が出るまでにもう一つなにかが必要なんだ。

多くの人が「勉強しろ」と親や教師から言われて育った。でもその言葉で勉強した人はほとんどいなかったのではないだろうか。「勉強しろ」という言葉が、行動変容を起こさせるのにどれほど無力なのか、自分を顧《かえり》みればよくわかる。それでも「勉強しろ」と言われたのに勉強しなかった人が、大人になって子供に「勉強しろ」と言うようになる。

勉強するようになる子がたまにいる。行動変容を起こしてくれる教師に出会うと、勉強が好きになる。好きになった子はなにかが変わる。

ぼくは「勉強するな」と父に言われた。「貧乏人は勉強しなくていい、働けばいい」と言われて、悔しくて勉強するようになった。行動変容が起きるためには心を揺さぶられることが必要なんだ。「勉強するな」という言葉には力があった。言葉一つで行動変容が起きるのだ。人によって違うということだ。健康になるための生活習慣を変えることも人生の生き方を変えることも、みんな同じ。ほんのちょっとしたきっかけで変わるのだ。変わらない人はいない。

あなたも諦める必要はない。必ず変われる。

お茶を飲みながら、ヤケクソでもう一度、車座勉強会。これが良かった。気心が通じた。大笑いしながら、みんなでどうしたらよいか考えた。

翌年から変わった。健康づくりの後のお茶受けが、野沢菜からリンゴになり、3年後には寒天になった。人はなかなか変わらないけれど、変わることは必ずできる、と教えられた。

そして今、長野県の野菜の摂取量は日本一だ。抗酸化力の高い野菜が動脈硬化や、がんを起こすといわれているフリーラジカルの働きを抑えてくれるのだ。

長野県は優等生なのだが、日本全体で見るとこの10年で1日当たりに摂取する野菜類の割合が6％減っている。果物は17％、魚介類は24％も減っている。しかし、肉類は9％も増えているのだ。ぼくの理論からすると、肉は食べてもよいが、ほどほどに。大切なことは、野菜を徹底的に食べること。

これが鎌田の「別解」。○に近い△である。

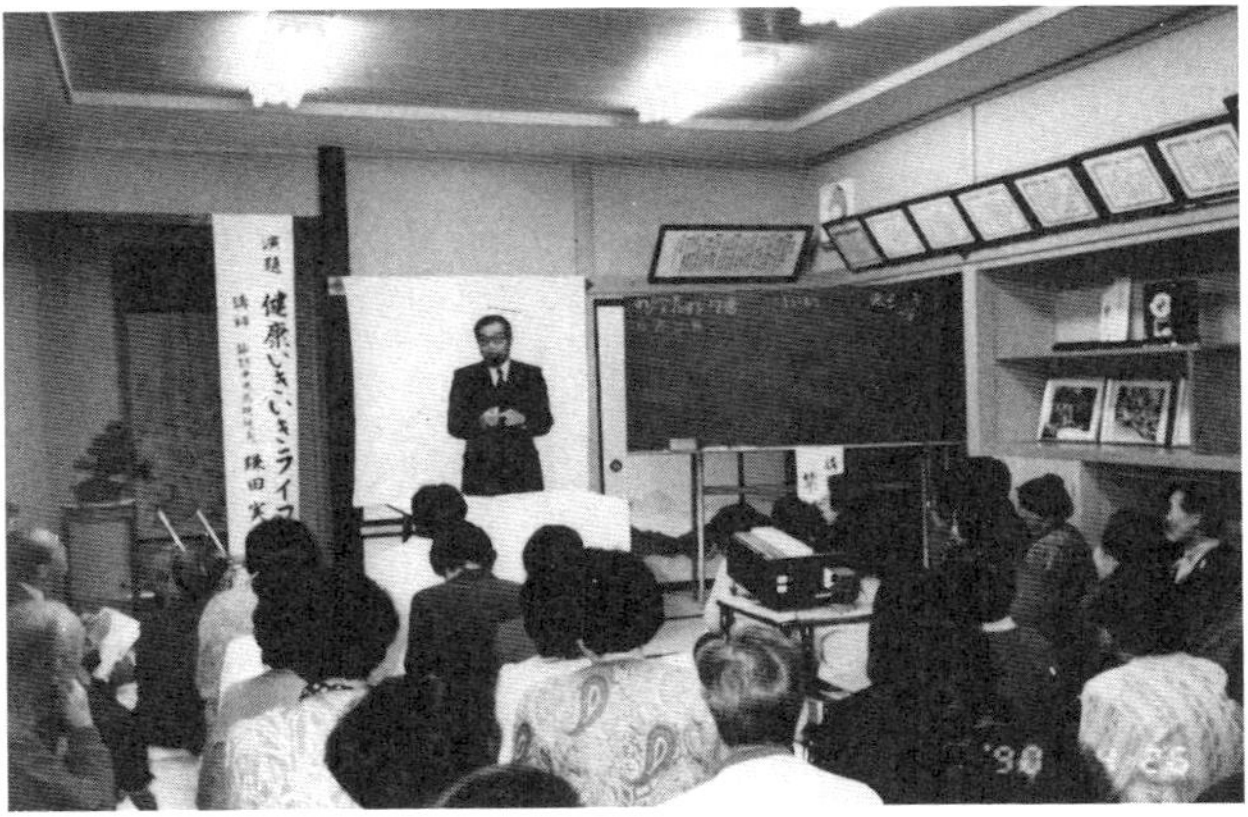

健康づくりの指導をする若き日の著者。

絶対的な健康法なんてない。でも、「正解」に近い△はあるのだ。

これまで平均寿命で女性1位の座についていたのは、沖縄県である。古い記録を調べてみると、1920年代当時、平均寿命がまだ、男性が42歳、女性が43歳だった時代に沖縄県の女性はただ1県だけ、50歳を超えていた。男性も全国2位。まさしく長寿王国・沖縄だった。

沖縄は気候もよく、食文化が豊か。野菜は一年中手に入り、海に囲まれて魚も豊富に獲れた。日本人が肉を食べていないころから、豚肉を食べる習慣もあった。

江戸時代、中国に昆布を輸出するために、北海道で採れた昆布が北前船《きたまえぶね》に乗って沖縄に運ばれ、沖縄から中国に渡った。その昆布が沖縄に少し下ろされ、昆布で出汁《だし》をとる文化が発達したといわれている。

昆布出汁を使うから、沖縄県は塩分の摂取量が全国一少なかった。これら複数の要因が重なって、女性が長寿県１位に輝いていたと分析されている。

脂《あぶら》抜きして煮込んだソーキや野菜、豆腐《とうふ》をたっぷり入れたゴーヤチャンプルなど、健康に良い食材を沖縄の人々はふんだんにとっていたのである。

しかしここにきて、なぜ、沖縄が１位から転落したのか。厚生労働省が発表している「国民健康・栄養調査」（平成18～22年の5年間の平均値）によれば、沖縄では、野菜の摂取量は激減し、20歳以上の成人の男性は45位、女性は44位という結果になった。そして沖縄の男性の肥満度は４５・２％で全国一になってしまった。

病気の中心が感染症だった時代は、たとえば肉のような栄養価の高いものをとれるほうが長寿になりやすかった。しかし日本全体が豊かになり、感染症よりも生活習慣病による血管の病気のほうが深刻になってきた。その予防には抗酸化力の強い野菜が重要になる。長野県は野菜の摂取量が全国一になって、日本一の長寿県になった。

また、軽い運動は免疫細胞のナチュラルキラー細胞を増やすことがわかってきた。

ぼくらが「血管にいい」というつもりでやっていたことがすべて、がんになりにくい体づくりにも繋がっていた。

長野県は、年齢調整後の人口10万人当たりのがんの死亡率が、男は日本で1番、女は2番目に少ない。それだけではない。長野県は健康寿命が長い。介護を受けずに自立して生活できる期間の平均で、長野県は男女とも1位なのだ。

健康寿命には三つの測定法があるが、長野県の健康寿命は、男性７９・４６歳、女性８４・０４歳。平均寿命は男性８０・８８歳、女性８７・１８歳だから、男性はほとんど「ピンピンコロリ」に近い。もちろん、中には何年も寝たきりで介護を必要とする人もいるが、平均すると、人の助けを必要とする期間がとても短いことがわかる。長野県は医療費の高い県だったが、今では日本でも有数の医療費の安い県になった。

「だらしのないベジタリアン」という△の生き方

なんとか健康法という主義に陥ってしまうと、かえって良くない。バナナダイエットで毎日3本バナナを食べて、10年もがんばって続けたら、人生が黄色くなってしまう。バナナは繊維があるから間違った食べものではないが、毎日バナナを食べ続ける人生はつらい。長寿という「正解」に目を奪われないことだ。楽しく幸せに生きるという「別解」の大切さを理解することが大事。楽しくなくちゃ意味がない。楽しく生きて結果として長生きできるのが最高。

その主義がいいと思いこんで徹底してやらないこと。ぼくがやってきた39年間の健康づくり運動は、ほとんどぶれることなく、野菜がいいことと、いい油の魚を食べること、減塩をすること、繊維を多くとること、発酵したものを食べること、そして早遅歩きなどリズミカルな運動をすること。早遅歩きとは、まずは3分間早く（この時有酸素運動になる）そのあと、3分間ゆっくり歩く。呼吸を整える。この時は、副交感神経の時間になる。景色に感動したりすれば、幸せホルモンのセロトニンも分泌される。オーソドックスでいいのだ。

一日一食健康法のように激しいほうがやりやすいのであるが、日本の国民みなが一日一食になったら経済は疲弊し、若い女性達の生理が止まり、中高年の人達に骨粗しょう症が多発してしまうだろう。

栄養が不足してしまえば、大正時代の平均寿命43歳になってしまう可能性もある。

主義にのめりこまないことが大事なのだ。ほどほどがいい。○に近い△を探すのだ。

たとえばぼくがおすすめしているのが、「だらしのないベジタリアン」。

どんな人のことかというと、ベジタリアンですと言って野菜をたくさん食べているが、焼肉に人から誘われると断ることができず、三人前も四人前も食べてしまうような人。本人は、自分をダメな人間だと責めているが、これがなかなかいいのだ。

ベジタリアンと言っているくらいなので、普段から野菜をよく食べる。時々、気が弱くて断れずにステーキハウスや焼肉屋に行ってたっぷりと肉を食べてしまう。これがちょうど健康にいいのである。徹底した何々主義はかえって危険。いいものをまんべんなく食べていることが大事なのだ。

長野県は病院の数が、人口比で都道府県別33位と少ない県である。がんセンターもない。重粒子線治療装置など、高額な医療機器もない。最先端のがん治療機器なんてなにもないのに、がんの死亡率が圧倒的に少ないのだ。これは不思議なことだ。これは大事なことだ。ここに注目する必要がある。

高額な医療機器を病院に入れて、いかにもどんな病気でも治るような幻想をふりまいているが、本当に、トータルで見たとき、国民の健康を守っていることになっているのか。

最先端の機械や神の手といわれる名医によって数百例の人を助けることはできるだろうが、もっと大事なことがあるはずなのだ。テレビは、神の手とか日本に3台しかない医療機械だとかそういうのが好きだ。もちろん最先端の医療機器の導入も大事なのだが、大局的に見た時、日本人全体の命を守るためにどれほどのパワーになっているのかを考えておく必要がある。

神の手が命がけで毎日二人の手術を365日やったとしても、数が知れているということである。神の手のようなすぐれた技術を持った名医がいることは一方で大事であるが、もっと大事な「別解」があるということである。

県全体の数字を見たり全国の規模で見た時に、なにをするのが一番日本人の命を守るために大事なのかが見えてくるはず。

長野県の成果は、どうして生まれたのだろうか。

まず、保健師や保健補導員というヘルスボランティアの皆さんが、健康に関する意識を地域に広げてくれた。また、忘れてはならない立役者が「ショッカイさん」と呼ばれる人達。なんだかわかりますか。正式名称は「食生活改善推進員」という。この長ったらしい名前のおばさん達が、日常の食生活で使える具体的なメニューを考案し、住民に広げていった。「地域医療の神様」といわれた佐久総合病院の若月《わかつき》俊一《としかず》先生（故人）や鎌田がいたから、という人もいるが、まったく違う。ぼくが医師としてできるだけ科学的に根拠のある健康づくりを提案したのは確かだが、成果を上げたのは「住民力」だったと思う。

39年前、雪の中を公民館に出かけていって、健康づくり運動をした。地域の人達と一体となっての活動は、懐かしい思い出である。

愛のカタチは△だ

38億年前、この地球には生命がなかった。

なぜだかはわからないが、そんな世界に奇跡的に生命が誕生した。単細胞の生命体である。こうして初めて誕生した生命体の細胞には、大原則があった。すべての生命に平等に死が与えられた。限りある生命、ということである。その細胞の中に〝伝える〟役を担う遺伝子が組みこまれていた。なぜだかわからない。

細胞に〝伝える〟という役目がなかったら、生命のない地球に戻っていたと思う。しかし、そうはならなかった。

最初、生命を繋げる方法は、クローンだった。うり二つの生命が繰り返し生まれた。おもしろくもなんともない。それが、ある時オスとメスに分かれた。それぞれが、DNAをだしあって、新しい生命を誕生させるシステムができあがった。オスとメスからDNAをもらうので、お父さんそのものでもなければ、お母さんそのものでもない。他にはない、かけがえのない命になった。みんなそれぞれ違う命が生まれだしたのだ。

ここがとても大事なところ。みんな違うはずなのに、空気を読みあって同じように生きようとするなんて、我々の命がどうやって生まれてきたのかを考えるだけで間違っていることだとわかる。命はユニークなのだ。ユニークな命はユニークな生活をしたほうがいい。物真似をしないことだ。

このシステムは、オスとメスが交わらない限り、新しい生命が生まれないという、もう一つの大原則ができた。

アフリカへの旅行中、ぼくはナミビアを訪れた。２０１２年末の「紅白歌合戦」で、歌手のＭＩＳＩＡさんが、この国のナミブ砂漠から生放送で2曲、歌った場所である。世界で一番美しい砂漠といわれ、実際、うわさに違わない美しい場所だった。

このナミビアは、今はバンツー族という一族が支配している。かつては、ニカウさんで有名になった「ブッシュマン」と呼ばれたサン族が中心だった。しかし、次第にこのバンツー族が勢力を持つようになり、サン族は追いやられていった。

彼らは、アフリカの都市を除く、地方に住む一族がそうであるように、一夫多妻制だ。ぼくが出会った一家は、19歳から23歳までの若い妻達が五人もいた。一家は遊牧しながら暮らしている。家畜の牛が草を食べ尽くすと、次の場所に移っていくのだという。

五人の妻達は、一家の三人の子供を協力して育てている。どの妻の子供であっても、一人の夫から生まれたみんなの子であるから一緒に育てる。そこには競争もなければ嫉妬《しっと》もない。本当かなと疑った。質問をしたが、本当のことだという。しかし、本人も気づいていない意識の下層に渦巻く思いがあるのではないかと、今もぼくは疑っている。

愛のカタチは、いろいろなのだ。愛のカタチは△なのだ。これが絶対「正解」、なんていう愛のカタチはない。だから同性愛だってありえる。愛のカタチを一つに考えないこと。いろいろなカタチの中で愛は育まれていく。

いろいろあっていいのだと、あらためて自分に言い聞かせた。

バンツー系のヒンバ族は、赤い泥を上手に暮らしに取り入れて生活をしている。お風呂《ふろ》には入らず、この泥を身体にこすりつけるのが、風呂の代わりなのだという。

髪の毛も2センチメートルくらいの束にして、赤い泥で固めてセットしている。迫力ある肉食系女子という感じの彼女たちと写真を撮った。

ボツワナでも、若い女性三人に囲まれた。彼女達が言った。

「一緒に写真を撮ってください」

なぜか、行く先々で一緒に写真を撮ってほしいと頼まれるのだ。

彼女達は、現地ではめったに見かけない日本人に、積極的に声をかけてきてくれたのだろう。男からでも女からでも、モーションを起こすことが大事なのだと思った。

それは人間だけの話ではない。動物の世界も同じだ。

南アフリカでは、繁殖期のフンボルトペンギンを見た。数ある種類のペンギンの中で、2番目に小さなペンギンだといわれている。目の前には何千羽ものペンギンがいた。

1羽のメスのペンギンには、5羽のオスのペンギンが群がっていた。5羽のオスが1羽のメスにさかんにモーションをかけているのである。そのうちにだんだんと、パートナーが決まっていく。必死になって愛をささやきあい、首についている虫をとってあげたりする。お互いに顔をこすり合って愛情を確認して、夫婦になっていく。

中には、空気を読めないオスペンギンもいた。すでにペアになろうとしているオスとメスの間に割りこもうとする。2羽の周りをウロウロ歩き回る。さらには、ちょっかいまで出す。そんな光景があちこちで見られた。

オス達の激しい闘いが続き、それに勝ったオスペンギンが、夫の座についた。「別解力」をもったオスは強い。昔のスタイルでぼーっとした求愛では、メスの心を捕まえることはできないのではないだろうか。

愛には「別解力」が必要だと思う。

受精が成功して卵が産まれると、メスのペンギンは孵化《ふか》までの40日間、卵の上に座って自分達の子供の命を守り続けるのだという。

一度、夫婦になったペンギンの絆は固い。たとえ、先にメスが死んでも、二度とオスは妻をつくらない。いつまでも操《みさお》を立てるのだから、強固な関係なのである。

優しくて愛情深く、強いオスペンギンが勝っていく世界。

時にはいつまでもぼーっとしていて、メスペンギンにアプローチできないオスもいる。こんなトホホなペンギンもいて、なんだか愛らしい。

人間社会にもいそうで、くすっと笑ってしまった。

フンボルトペンギンは、絶滅危惧種の要注意種にリストアップされている。

日本人も同じ問題を抱えている。少子化だ。

地球上の人間は、愛に一生懸命になるしかないように思う。

あとはペンギン君達の行動に任せるのみ。全力投球でペアをつくり、子供を産んでもらうしかない。

38億年前、奇跡的に生まれた生命は、今、地球上で必死になって繋いでいこうとしている。

日本列島に愛をあふれさせたい。世代なんか関係ない。みんなが愛しあって子供をつくる。そうしないと、急激な人口減少にブレーキをかけられない。ニッポンジンが絶滅危惧種にならないようにしたいものだ。

愛のカタチは、いろいろあっていい。繋ぐことが大事。

「それぞれの生命に乾杯！」

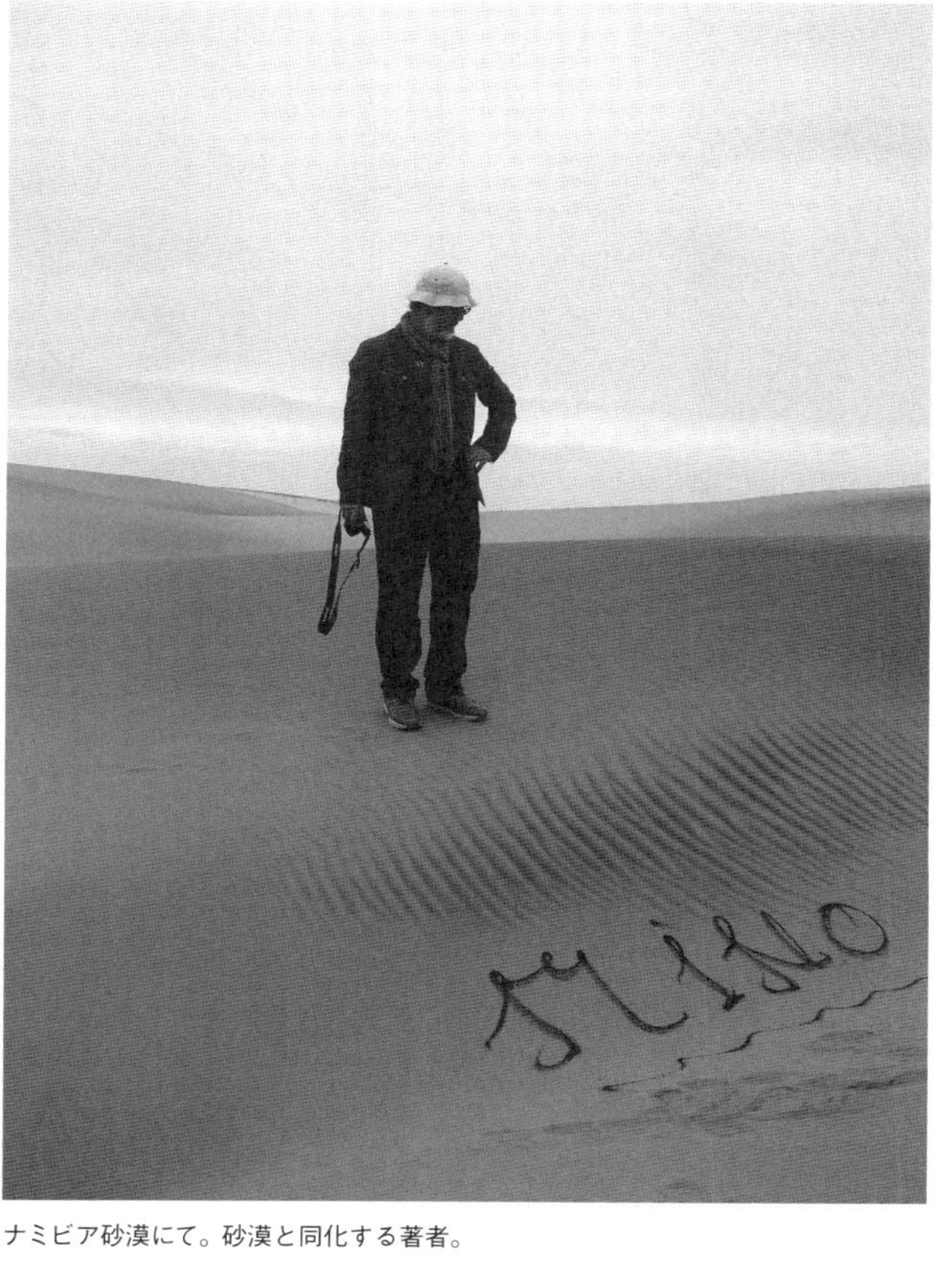

ナミビア砂漠にて。砂漠と同化する著者。

「長生き」なんか目標にしなかった。大切にしたのは「健康で幸せ」

医療費が安くて健康長寿の理由はなにかを探ろうと、かつて、国民健康保険中央会に研究委員会がつくられ、長寿の秘密が研究された。ぼくも委員の一人だった。

高齢者単独世帯の比率の低さ、持ち家率の高さ、在宅ケアの充実などが、長野県を長寿で老人医療費を低くしている要因ではないか。坂が多く、高齢者が自分の足で上り下りしてるのも大きいのではないかとも言われた。

だが、最も統計的に有意の関係があると言われたのは、高齢者の就業率の高さであった。長野県では農業従事者が多い。しかも、北海道などに比べると桁違いに小さい農業である。小さいからこそ年をとっても続けられ、それが収入や生きがいに繫がっている。身体を動かして働き、生きがいをもてる生活こそが、健康長寿の秘密ではないかと指摘された。

ここにも「別解」があった。大きい農業がいいと思っていた。が、小さい農業が長寿で医療費や介護保険料が安いという大きな効果を生んでいたのだ。

　ボランティアの参加率も高い。公民館数は日本一。博物館数も多い。信州は勉強するムードが高い。人と人が繋がっている。

　日帰り温泉の数も日本一である。数百円のお金で温泉に入って副交感神経を刺激できる。そのおかげで先にも述べたように、日本総研が行った「都道府県別幸福度ランキング」の総合で、長野県は1位になった。

　長野県にはディズニーランドもないし、映画館やデパートの数もものすごく少ない。文化的なものは決して十分ではないが、人間が生きる上で大事なものがそろっているような気がする。生きるってなにが大事なんだろう。考えてみてほしい。県民所得も真ん中より下だ。原発もない。だけど、豊かな自然が残っている。

　長野県は豊かになるためにムチを打ち続けるような発展はせず、ほどほどの△を選んできたような気がする。それが幸福で健康で、結果として長生きに繋がった。ただそれだけのような気がする。△に生きるのが大事だ。

長生きなんていうのは人生の目標にはならない。「健康のためなら死んでもいい」というギャグもあるが、健康は人生の目標ではない。

健康は幸せに生きるための道具なんだ。その道具を磨くことが大事。こうやって考えていくとだんだん答えが出てくる。大切なのは「幸せ」。

幸せってなんだかわかりにくい。でも、幸せを支えているものはいくつかわかる。その中の一つに健康があるだろう。仕事も関係している。

ぼくはこの本の中で、働く場があることと愛する人がいること、これが人間が生きていく上で大事、と書いた。幸せには愛とか、人と人の繋がりも関係してくるだろう。文化とか芸術とかももちろん関係してくる。

行動変容が大切なのだ。ちょっと生活を変えれば、誰でも、どこの県の人でも健康で幸せになれる。

変な健康法にひっかからないこと。健康ブームなので、いびつな健康法が半年に一つぐらいずつ出てくる。ずっと流行《はや》り続けているものなんてよく見るとないはず。

ぼくの言っていることはぶれない。当たり前のことを言っているだけ。みんな聞いたことがあるような話だ。なぜならこれが王道だからだ。

時々崩れてもいい。長く、なんとなくやり続けることが大事。がんばりすぎる必要はない。人間は時々、決めたことを守らないことがある。それが人間だ。

つまずいてもつまずいてもやり続けること。

もう一度、大事なことだけを繰り返す。「減塩」「血液をサラサラにする魚」「色素の多い野菜」「海藻、キノコなどの繊維」「発酵食品」「運動」。

あなたも今日から始めてみませんか。人は必ず変われる。

患者さんが教えてくれた大切なこと

ぼくもかつては救命と高度医療が唯一の「正解」と思っていた。

脳卒中で倒れて意識がなく、救急車で病院に運ばれてきたおじいちゃんがいた。若造の医者だったので、何日も家に帰らず病院でこの患者の救命に全力を投入した。意識も回復し、右手足の中等度麻痺は障がいとして残ったが、リハビリも成功し杖をついて足をひきずるようにして歩けるようになった。

退院をする日、ぼくは病院の玄関まで見送った。おじいちゃんは泣いて喜んだ。

「助けてくれてありがとう」

ぼくもうれしかった。「やった、やった」と心の中で思っていた。

自己満足であることは後でわかった。1週間ほどして、おじいちゃんと再会する。

そのころぼくはもう在宅ケアをやっていた。往診に行こうとする時、1週間前に退院したおじいちゃんが杖をついて歩行訓練をしているのが見えた。

あれだけ喜んでくれたおじいちゃんなので、もう1回声をかけて激励すればさらに喜ぶだろう、リハビリのやる気も出るだろうと思って、車からおりておじいちゃんに近づいた。

顔が怒っている。ぼくをにらみつけた。

「なんで助けたんだ。殺してくれりゃ良かった」

信じられない言葉だった。１週間前、あんなに喜んでいたおじいちゃんは、どこへ行ってしまったんだ。なにがあったんだ。おじいちゃんをなだめ、落ち着かせた。

「俺はうれしい気持ちで退院していったんだ。でも……」

自分で自分のことを百姓という言葉を使った。

「百姓はな、自分の畑が大事。家に着いても俺は玄関に入らなかった。家の裏側にある一番近い畑を見に行った。とにかく見たかったんだ。雑草がいっぱい生えていた。雑草が生えているなんて気にしない。家族もみんな、俺の看病で大変だった。雑草どころではなかったはずだ。そんなことはわかってる。でもな、百姓は雑草を見ると抜きたくなるんだ。１本でも抜いて、それから家に入ろうと思った」

じいちゃんが悔しそうな顔をしながら続けた。

「しゃがめなかった」

しゃがむという動作は健常なぼく達は簡単に無意識のうちにやるが、筋力が相当ないとできない。しかもバランス感覚も必要。脳卒中で右半身が不自由になったおじいちゃんにとっては難しい動作だった。

ぼくは2か月半ほど入院している間、おじいちゃんに、

「夢はなんだ。治ったらなにがしたい」

と聞いていない。

大学の教授は脳卒中を救命する技術は教えてくれるが、救命された命がなにをしたいと思っているかを聞くようにとは教えてくれなかった。

教授たちはその患者が病院の玄関を出たあと、地域の中で、どう生きるのかなんて考えないのだ。

患者さんから大切なことを教えられた。

救命すれば「正解」では決してなかった。障がいが残りやすい脳卒中に関しては救命をしたあとの「別解」が必要だったのだ。

勉強になった。助けた命が、生きていて良かったと思ってくれるような地域医療という「別解力のある仕事」をしたいと思った。

当時、制度はなかったが、訪問看護を始めた。さらにリハビリの充実をはかった。今では三十数名の理学療法士や作業療法士や言語聴覚士がいる、長野県内でもリハビリの充実度は屈指の病院になった。

試行錯誤の中で、ぼく達は◯に近い△の大切さに気がついた。

財政的に厳しいニッポンという国の中で、なにかを少し諦めるが、これだけはどうしても充実させたほうが住民のためになる、という領域があるような気がする。

現実を直視することが大事。こうあるべきだと考えるのではなく、なくてもなんとかやれることはなくてもいい、と考えて◯に近い△を探すことが大事なのだ。

絶対的な「正解」を目指すのではなく、まあまあの「別解」が大事なのだ。

第5章

◯に近い△を見つけるなんて簡単だ

「別解力」は誰にでもある。気がつかないだけ。
隠れている「別解力」をひきだすためには、ウォーミングアップが必要。
冷たい心の中では、「別解力」はつかない。
心を温めなければ「別解力」はつかない。
心を温めるためには、感動することが大切。
景色に「きれい」と感動したり、お昼のラーメンに「うまい」と感動したり、
自分の仕事の中でちょっとしたいい兆《きざ》しに感動したり。
心を温めるウォーミングアップの中で、身についた「別解力」は、
あったかな「別解力」になる。
自分を幸せにしながら、同時にいつも、
必ず誰かのためにという新しい「別解」を見つけることができるようになる。
あったかな「別解力」を持った人は、生きるのがラクになる。
いい風が吹いてくるのだ。
自分のためだけに生きている人より、生きやすくなる。
人生が楽しくなる。生きているのがおもしろくなる。

自分流のコミュニケーション法を磨け

携帯やメールなど、多様なコミュニケーション手段が広がっている。スカイプというインターネットの手法を使うと、廉価《れんか》で、世界中の人とコミュニケーションができる。チェルノブイリやイラクなどに行くことが多いぼくにとっては、便利な時代になった。

でも、でも、ぼくはできるだけ、直接会って話をするように努力している。そして、心を伝えるにはやっぱり手紙。

ぼくは家にいる時には毎日平均３、４通の手紙やはがきを書く。しかも筆で書く。なにかよくしてもらった時に、１行だけの大きな文字で「うれしかった」「楽しかった、まずはお礼まで」なんて書く。楽という字を大きく書くと、はがきがすぐいっぱいになる。簡単なので、すぐ書ける。字はうまくない。メールの時代だから、ヘタな筆文字が「キャラダチ」する。心が通じるのだ。

２０１１年、東北の子供を助けるために『希望』という本を出版した。被災地の写真にぼくの文章を添え、東京書籍が出してくれた。印税はすべて東北の子供達を助けるために使われている。

石巻《いしのまき》市立門脇《かどのわき》小学校2年の男の子が、3月11日の震災当日、避難所で書いた作文を写真で載せた。それを見た男の子から手紙をもらった。

「大切な校舎はなくなってしまいましたが、今は門脇中学校でがんばって勉強しています。ぼくの友だちも元気にしています。安心してください」

小学校2年の凌太君。こんな手紙をもらうとうれしくなってしまう。東北に通い続けないといけないな、と思う。小学生の手紙にはパワーがあるのだ。

ぼくは中学1年生から手紙をもらうことが多い。ぼくの書いた『雪とパイナップル』（集英社）という絵本が、中学1年生の国語の教科書に採用されているからだ。読んで感動した子供たちが手紙をくれるのだ。外国の日本人補習学校の中学1年生からもやってくる。

「こんにちは。ぼくの名前はグスタフです。スウェーデンに住んでいます」

チェルノブイリの放射能の汚染地域で白血病になった少年が、骨髄移植をしたが敗血症で亡くなりかけた。その亡くなる直前、「パイナップルが食べたい」と言った声を聞いて、日本人の看護師がベラルーシの雪の中、街のお店を一軒一軒探し歩いた。しかし、パイナップルはなかった。街中のうわさになった。パイナップルの缶詰を持っている人がいた。日本人はこんなことまでしてくれるのかと感動して、大切な缶詰を病院に届けてくれた。

一時期、パイナップルを食べた少年はよくなり、お母さんは奇跡が起きたと思った。しかし、10ヶ月ほどして、白血病が再発して亡くなった。しかし、お母さんは、日本からお悔やみに行ったぼくに、「雪の中、パイナップルを探してくれた日本人がいたことを絶対に忘れません」と語ってくれた。それを絵本にしたのだ。

「日本の看護師さんは、寒いのに一生懸命パイナップルを探すところがすごいです」。グスタフ君の言葉だ。

「今は福島第一原発事故が起こり、日本の子供達も危険にさらされています。どうか先生の力で、子供達を一人でも多く助けてあげてください。一人の子供の涙は人類すべての悲しみより重い。この言葉を忘れず、ぼくはがんばって大人になりたいです」

「一人の子供の涙は人類すべての悲しみより重い」はドストエフスキーの『カラマーゾフの兄弟』の中に出てくる言葉である。

こんな手紙をもらってしまうと心がホンワカしてくる。外国の子が日本の子のことを心配してくれている。

宮古第一中学校の太郎君からも手紙をもらった。骨の腫瘍《しゆよう》になって3回手術し、車いすの生活になってしまった。階段をみんなでかついでもらって上り下りしている。

みんなに迷惑をかけているのがつらい。その上、津波がやってきた。たくさんの家が流され、たくさんの人が亡くなった。

＊　＊　＊

校舎内での車いすの生活に疲れ、ストレスがたまり、いらいらしていました。ぼくはプロ野球選手になるという夢がありました。しかし、脚がわるくなった今、やりたいことが少なくなりました。「なんのために生きているのか」「なぜ生きなきゃいけないのか」「人に迷惑ばかりかけているのではないか」と毎日のように思っています。もう一つの夢、中学生になったら独り立ちするという大きな夢、でもぼくは今、独り立ちどころか親に迷惑をかけ、心配ばかりかける子供になりました。このように、ぼくは話したいことが山のようにあります。ぜひ宮古第一中学校に来てください。悲しい時に、『雪とパイナップル』を読んで、元気がでました。つらい思いをしている友だちもいっぱいいます。先生、ぜひぼくらの学校に話に来てください。

海野太郎

鎌田實様

＊　＊　＊

こんな手紙をもらうと、行かないわけにはいかなくなる。手紙の力はすごい。心が揺さぶられるのだ。

２０１３年6月、ぼくは宮古第一中学に「教科書にない一回だけの命の授業」をしに行った。全学年がぼくの話を夢中になって聞いてくれた。質問も30分以上続いた。みんな、ぼくの作品を読んで勉強しているのだ。

なんと、全校生徒を代表してお礼の言葉は、手紙をくれた太郎君だった。車いすの生活から、足は少しひきずるが立ち上がることができるようになっていた。野球大好きの彼は、野球部のバッティングピッチャーをやっているという。ぼくの手紙から希望をもらったという。それから元気になったという。

ぼくは「勇気」と「自由」と「夢」と「感動」の大切さを一時間半みっちりと語った。

「鎌田先生からもらった言葉が忘れられません。『あきらめない』という言葉と『夢』という言葉です。これらの言葉はぼくに勇気を与えてくれました。見ず知らずのぼく達にこんなことまでしてくださって、ぼく達は本当にうれしいです。ありがとうございました」

太郎君は、こんなことも述べてくれた。

「鎌田先生が小さいころ、お父さんからもらった『自由』という言葉がすごく響きました」

ぼくの言葉はちゃんと伝わっていた。うれしかった。

２年生の女の子が感想をくれた。「先生の話を聞いて、不幸って決めつけるのをやめようと思った。たとえ病気でも不幸とは思っていない人がいることを知った。どんな状況でも、自分の思い方で幸せになるということを知った。また、結果ではなく過程が大切だということを改めて感じた。そして努力をしなければ結果がついてこないと思ったので、私も過程を大事にしたいと思った。今日の講演で、新たな考え方を聞けてよかった」。

この子は新たな考え方、と言ってくれた。前にも述べたが考え方は答え方であり生き方であるのだ。新たな考え方は「別解」である。

いくつもの「別解」を導き出せるようになると、人生は豊かになってくる。

一人の脳性麻痺の女の人の話をした。「身体は不自由だけど私は自由だ」「私は両手がまったく使えない。体は不自由だが、私は不幸せではない」。この女性の言葉が中学生の女の子に入りこんだのだと思う。

もう一人の女の子は「とにかく感動しました。先生の言ってることすべてが心に響きました。『にもかかわらず』、この言葉はとても素敵で普段の自分にも生かせそうです」と言ってくれた。

「にもかかわらず」はまさに「別解」を導き出すための大切なフレーズだ。ぼくの父は貧乏で自分の妻が心臓病という二つの絶望を抱えていたにもかかわらず、ぼくを拾ってくれた。

「にもかかわらず」という生き方がわかってくると、おもしろい「別解」の生き方が見えてくる。「にもかかわらず」という生き方は自由にも繋がる。本人が自由だから、AだからBに簡単にいかず、AにもかかわらずCという生き方を見つけたりするのだ。こうやって人生を魅力的にしていくことができる。

全員の手紙を読むと、中学生がカマタの考え方をよく理解してくれたことがわかる。彼らのこれからの生き方が豊かになってくれたらうれしい。

骨腫瘍の男の子の勇気ある手紙から始まった。ぼくは返事を書き、「君の顔を見に行くよ」と筆で返事を書いた。何回かの手紙のやりとりがあった。何回かやりとりをして、なんか友だちのようになった。手紙は不思議だ。

ぼくは、講演の中でこの勇気をたたえた。人間が生きていく上で、みんなと違うことをする「別解」という勇気が大切なんだ。講演が終わり二週間ほどして、学年主任の先生から手紙をもらった。クラスの中である生徒がからかわれた。度がすぎていたので、誰がやったのか問うたところ、その時は誰も答えなかった。別の生徒が後で伝えに来てくれた。学年主任の先生は「勇気を行動に移してくれたと感じました。鎌田先生の生き方が生徒に力を与えてくれたように感じました」と手紙をくれた。みんなと違う、△の勇気を出すことが大事。この訓練が、自分の人生を充実させていくんだ。

子供達の頭は柔らかく、「別解力」があるように思えた。

体は不自由でも心の自由はありえる。ということを子供はすぐにわかり、病気があっても自由なんだ、障害があっても自由なんだ、ということをわかりだしていた。骨腫瘍の男の子はピンときたのだと思う。

太郎君だけでなく、自分も自由なんだということにたくさんの子供が気がついた。

なにからなにまで全部自由で、やりたい放題やれるわけではない。自由にもいくつかの制限はある。自分の自由を大事にしようとすれば人の自由も大事にしなければならない。さらに、自分の自由を大事にするためには、責任が生じる。やりたい放題が決して自由ではないということも学んでくれた。

自由が○で不自由が×で二項対立しているというわけではなく、実は少し不自由さを感じながら、自分の自由さを広げ、大切にして生きていくときに本当の自由に近づける、そういう意味で自由は△の存在なのだ。

○でも×でもなく、その△の自由をできるだけ○に近づけて、大きな自由にして生きるのが、自由に生きるということ。子供達はその極意がわかってきたように思う。

すべては、つらい病気のなかで生きながら、さらに津波にあって、いくつもの困難のなかで生きるのが嫌になった少年の勇気ある手紙から始まった。出口の見えないニッポンのなかで生きていく時、自分流のコミュニケーション法を磨くことが大事。

フォロワーになって「いいね！」と返事をしていれば繋がっているように錯覚している人たちが多いが、「いいね！」をいくら連発しても本当の人間的な繋がりなんかできていないのだ。あの有名な人と繋がっているという寂しい幻想なのだ。自分から一方的なフォロワーに身を置いてはいけない。

力足らずでもいいから、自分からメッセージをだすことが大事。そして人の心を動かすことが大事。人の心を動かしたり人によりそったりしなければ、本当にいい人間関係にはならない。勇気を持っていてほしい。

コミュニケーションのツールはいくつもあるのに、時代の空気に染まってメールだけに走っていないか。時間をかけてでも直接会って話をしたり、字は汚くても手紙を書いたりすることが大切なのだ。みんながしなくなった時代だからこそ、ほんのちょっとしたことが人の心を動かす。

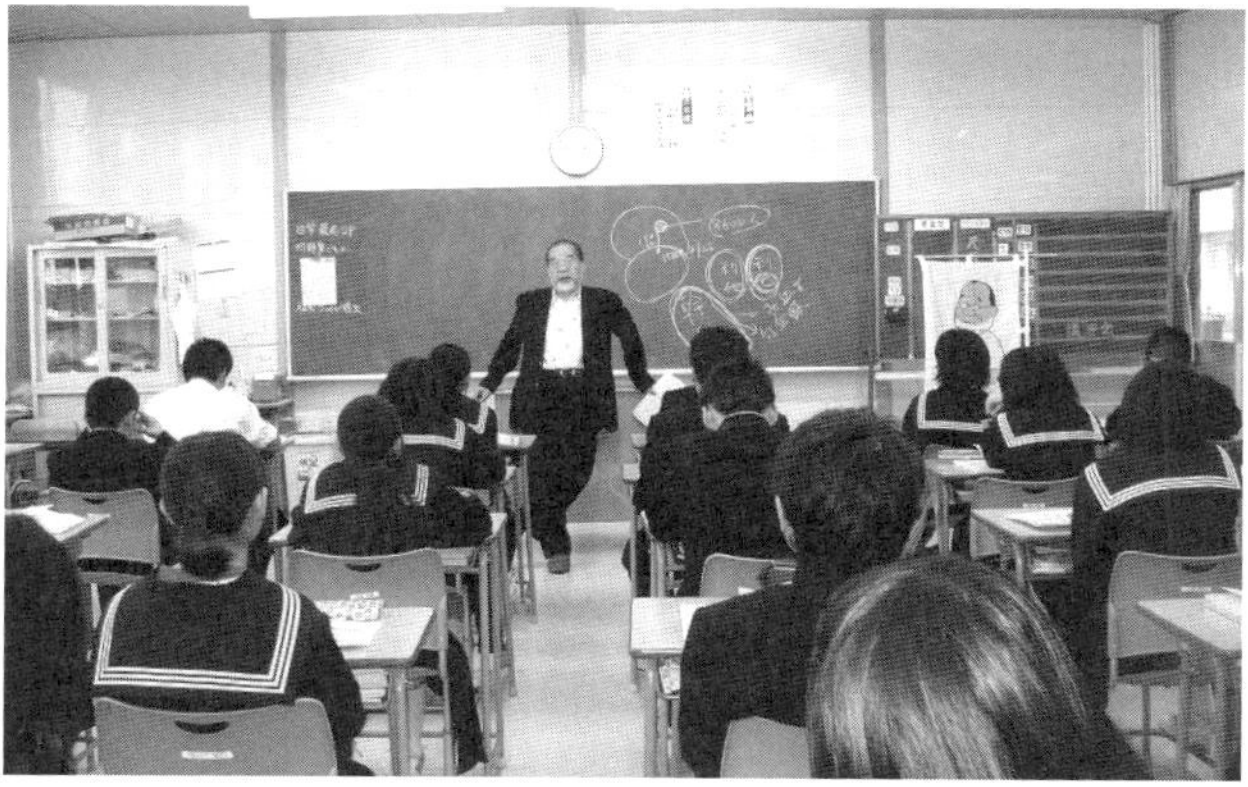

南相馬市の仮設の小高中学で「命の話」をする。

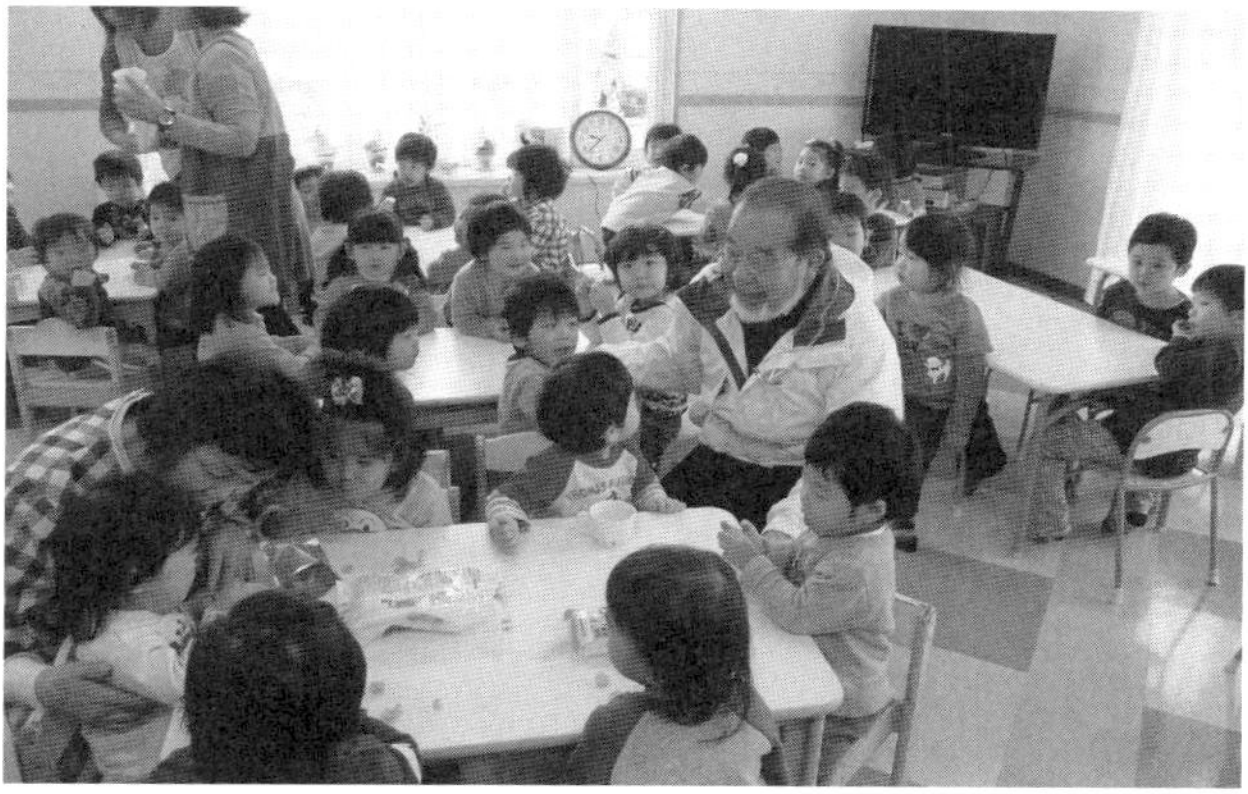

南相馬市の保育園にて。

「ひきこもり」の若者の△

２０１０年8月末から9月の半ばまでピースボートに乗って、アテネ、ナポリ、マルセイユ、バルセロナ、カサブランカとまわってきた。

みんなは３ヶ月間で世界一周。一番安い部屋は３食つきで99万円。今回は約１０００人が乗船。そのうち４割が60歳以上、３割が壮年層、３割が若者だった。

船の中ではグローバルスクールが開催された。そこにひきこもりの若者約30人が参加していた。ぼくの乗船はこの若者達を応援するためだ。

内閣府の２０１０年の調査によれば、ひきこもりは全国で70万人いて、その予備軍は１５５万人にも及ぶという。かなり深刻な事態である。

２０１２年は15年ぶりに自殺者が３万人を下回ったが、20代はなお高水準といわれている。20代は平成9年の１３・３％から平成24年の２２・５％に悪化している。仕事の疲れや就職失敗での自殺が目立つという。結婚ができないのも安定した仕事が見つからないことと関係していることは前にも述べた。自ら命を絶つことも仕事と関係している。もちろん、ひきこもりは仕事と直接関係していないが、まわりまわって関係していることは、非常に多い。

出会ったひきこもりの子の中には発達障害を抱えている子もいたが、心理療法士が良い聞き役になってうまく溶けこんでいた。多くの若者が船に乗っていると〝船マジック〟とでもいおうか、なぜかイキイキしてくるようだ。ぼくは、ひきこもりの若者とスクールだけではなく、同じテーブルで食事をし、お菓子パーティにも招待された。気に入られたようだ。

22歳の女性は中学1年生の時に不登校が始まった。うつ病と診断された。結果としてひきこもりになった。数年後、少しずつ学校に行ける日が増え、通信制の高校を卒業した。うつ病の薬もいらなくなった。

彼女は、「ひきこもりや病気などを乗り越えた人、あるいはぎりぎりで踏ん張っている人、そういったことにまったく関係なく生きてきた人、いろいろな

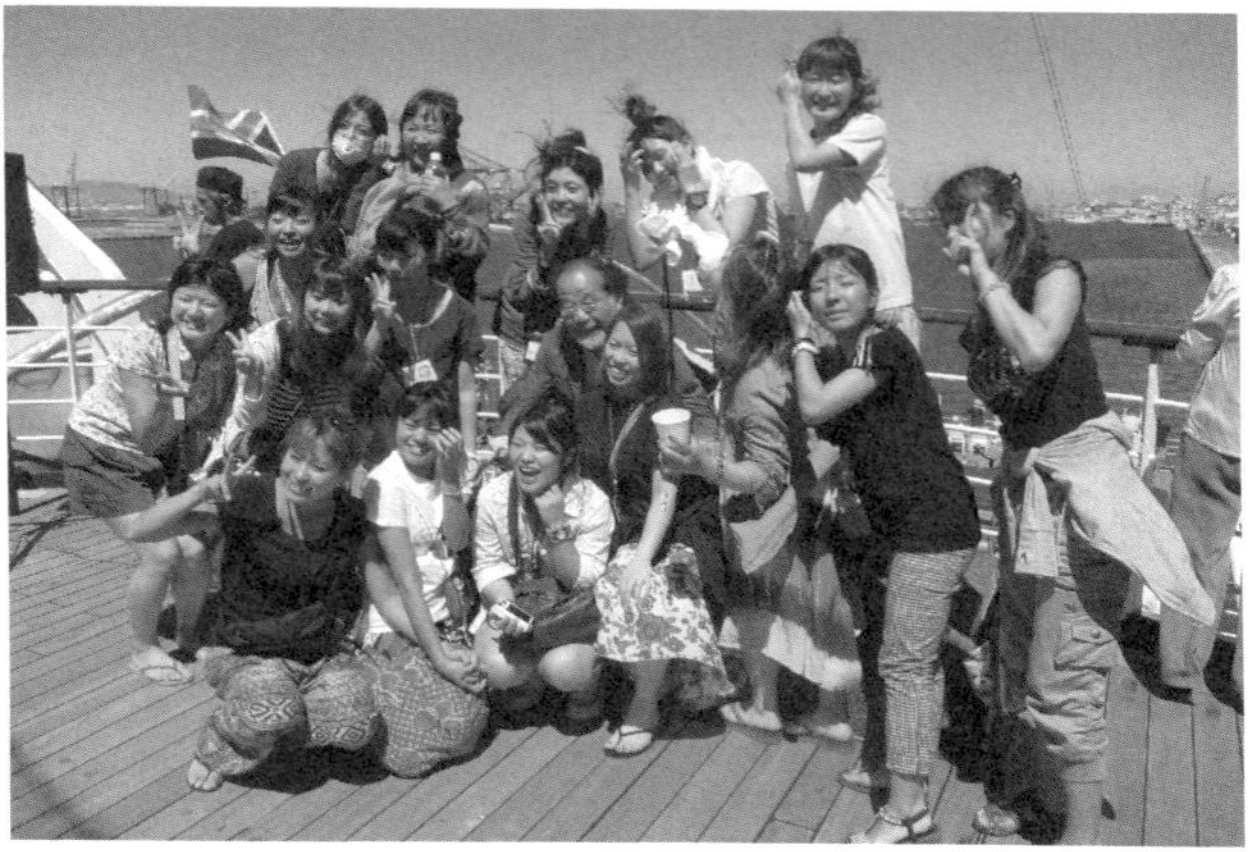

ピースボートの若者達と。

人と出会ってみたいと思って船に乗りました」と話し、仲間の世話を焼いていた。

統計数理研究所の全国調査によると、イライラする若者が多くなっている。最も多いのは20代。この一ヶ月間でイライラしたことがあると答えたのは63％。若者達の雇用がよくなっていないことが大きいのではないだろうか。若者達に自由や希望が持てるような国にしていく必要がある。安倍首相の演説を聞いていても この国の物語が十分に語られていいない。若者達にとってどんなカタチでいきいきと生きられるような国にしていくのか、もう少し語ってもらいたいと思う。

また21歳の男性は、一人で考えこむ少年だったという。高校も中退、専門学校も卒業できなかった。なにもかも嫌になって死のうとしたが、たまたま生き残った。ピースボートセンターに行くようになり、そこでいろいろな人と出会い、船に乗ることを決意した。

20代の女性がナポリで一時的に船を降りた。仲間三人と電車でバルセロナに向かうという。サポーター達は、内心ハラハラしながらも、自分で考え、判断することを認めている。だからこそ、自分達の力で歩もうと本人達も思っているのだ。

○や×ではもう生きていけない。自分に合った△を探す旅をしている。△を見つける訓練をこの旅でしていけば、日本に帰ってからもすぐに潰されないでほどほどの△の中で生きていくことができるのかもしれない。生きていってほしいなと思うし、きっと生きられるだろうと希望的観測をしている。

彼女達の小さな冒険は大成功。船がバルセロナから出航する前に無事に戻ってきた。その顔は、誇らしげにイキイキしていた。

「集団行動ができない」という15歳の少年も「フランスのモンサンミッシェルが見たくなった、フランスで船を降りてモロッコで合流する」と離脱していった。

それぞれが自立を始めた。

ぼくは世界的な建築家、ガウディを研究する、大学の先生の研究室を訪ねるオプショナルツアーに参加した。37歳のひきこもりの男性と一緒に回った。ぼくは彼を観察していたが、実に積極的に行動していた。スペイン人の美人ガイドに質問したり、ぼくと一緒に写真も撮った。したいこと、やってほしいことがどんどん言えるようになっていった。

多くの若者達が中学校で挫折していた。思春期と関係している。視野の狭さ、思いこみ、頑《かたく》なさ……すべて思春期の特徴である。

この時に○でなくてもいいから、△を探すという柔らかな哲学を身につけていたらもう少し生きやすくなっていたのではないだろうか。

宮古第一中学の子供達の言葉を思いだしてほしい。「△を生きる」ことは誰でも簡単。子供でも若者でも、働き盛りの人でも、障がいのある人でも、お年寄りでも、誰でも簡単に人生を変えられる。

世界を見ることで視野が広がり、船の中にはいろいろな人がいることに気づく。時には変な人がいていいことに気づく。船には千人も乗っている。そうすると、ぼくも変だけど、ぼくに負けないくらい変な人が結構いる。自分が変であることに気がついている人と気がついていない人がいる。よく見ると、本当にたくさんいる。人間はおもしろいな、と思う。自分の存在も少し認められてくる。共同生活をしていれば、自分勝手な、頑なな過ごし方はできないため、少しずつ柔らかくなり、思春期の特徴が改善していく。

ひきこもりは病態ではないと思った。ある状態を示しているだけ。状態なら変わる可能性はある。変わらない人はいない。自分の生き方を変えるのは難しいけど、行動変容はすべての人ができる。自分が自由であることを自覚しながら勇気を持つこと。あとはちょっとした引き金が必要なだけ。船はその引き金になりやすい。ひきこもりというのは、正常な能力の一つで、彼らはその能力を使ってひきこもっていたのだ。大事なことは長期化させないことだ。

世界を見る、ということはひきこもりの治療法の一つになるかもしれない。


×に近い△でいいんだ。不良少年という生き方

団塊世代の作家、戸井十月《といじゅうがつ》。

バイクで世界の5大陸を走破した男。戸井十月が肺がんになったと聞いた。一般の人が読むがんの専門誌「がんサポート」で対談をした。2013年の始めのことだ。

「ぼくは3年ほど前、『空気は読まない』（集英社）の本の中で「アラカンの不良少年」というエッセイを書いた。その中で戸井十月のことを、体をはって本を書く人、肉体派の作家のように見えるが繊細で、所々知的で……」

戸井十月が突っこんできた。

「まあ、所々、だけでいいけれども、要するに知的じゃないと（笑）」

ぼくは続けた。

「やんちゃな不良少年のような奔放《ほんぽう》さを持っている人って書いている」

戸井十月はさらにフォローしてくる。

「その部分切り抜いて持っていますよ」

ぼくは戸井十月のことがいつも羨《うらや》ましかった。

『あきらめない』（集英社文庫）という10年前に出した本の中に、ぼくも戸井十月のように不良少年になりたいと書いた。でも10年たっても、不良少年にはなっていない。

戸井十月はいつも「別解力」を持っている男だ。みんなと同じように動かない。

オートバイ乗りが憧れるけど、やれないようなことをやってしまう。

５大陸を走破するにはスポンサーも必要。テレビの番組にもしたい。その上、お金がない。ツアーには、たくさんのサポートするバイク乗りたちが必ず付いてくるので、絶対的な計画なんかなかなか立てられない。

5大陸の最後のユーラシア大陸を走破する時には、お金が足りず、出発直前にカンパを募った。お金がやっと、ギリギリ集まって出発。その後、ユーラシア大陸を走破中にガソリンの値が上がってお金がなくなってしまう。再び、カンパのお願いが回った。

いきあたりばったりなのだ。このいきあたりばったりがいい。

2011年、東日本大震災が起きると、ホンダにスーパーカブを1万台ほど提供してもらい、戸井さんが隊長になって、オートバイで支援隊を編成して道路が寸断された被災地に入る計画を進めていた。

そこでなんと、戸井十月さんが肺がんを宣告されてしまう。大細胞がん。ステージはⅢb。5年生存率は40%と言われた。

セカンドオピニオンを受けた先生の説明が素晴らしかったと戸井十月は言う。はっきり生存率は40%と言ったあと、

「油断しちゃだめです。しかし気にすることはありません。ようは死ぬほうの60％に入らなければいいんですよ」

納得できたという。がんが右側の肺にてんてんと広がっているために手術はしない。抗がん剤と放射線治療。これをやりぬいた。２０１１年3月から治療が開始され、9月の段階で完全寛解《かんかい》となった。

11月のバハ・カリフォルニアのオートバイレースに参加することを決めた。みんなから馬鹿だと言われたが、これが自分の生き方、と戸井さんは奥さんを説得した。仲間を説得した。

がんの宣告をされた時も先のことはわからないが、すぐに死ぬとは思わなかった。「別解力」を生きるためには、「楽観力」が必要だとわかった。戸井十月さんには楽観する力があふれていた。

治療中つらいこともあったが、メキシコの砂漠を走るんだということが精神的な支えとなった。

世界一過酷なレースといわれている。病み上がりで肺活量が落ちている男には無理なレース。

奥さんからも「いい加減にしなさい」と言われたが、それでも出場した。息が苦しい砂漠のレースの中で、彼は転倒、骨折をしてしまう。

しかし、「戸井十月流の生き方」にはどうしても必要だったこと、と本人は言う。なにが正しいかなんてわからない。できるだけ科学的にいいと思う、最高の治療をして、助かる確率は40%。それなら治療はするだけのことはして、なおかつ自分の人生の中でやりたいことは後悔が残らないようにやろうと決めた。

その後、肺がんが再発する。

でも戸井十月はぼくに「後悔はしていない。むしろやりたいことをやっておいてよかった」とはっきりと言った。骨や胸膜に転移し、胸水が溜まるようになった。脊髄《せきずい》にも転移が広がり、神経が圧迫され、痛みが起きてきた。

骨に放射線治療を行い、痛みから解放された。

そんな時に対談したのだ。戸井十月も鎌田實も同じような帽子をかぶって、

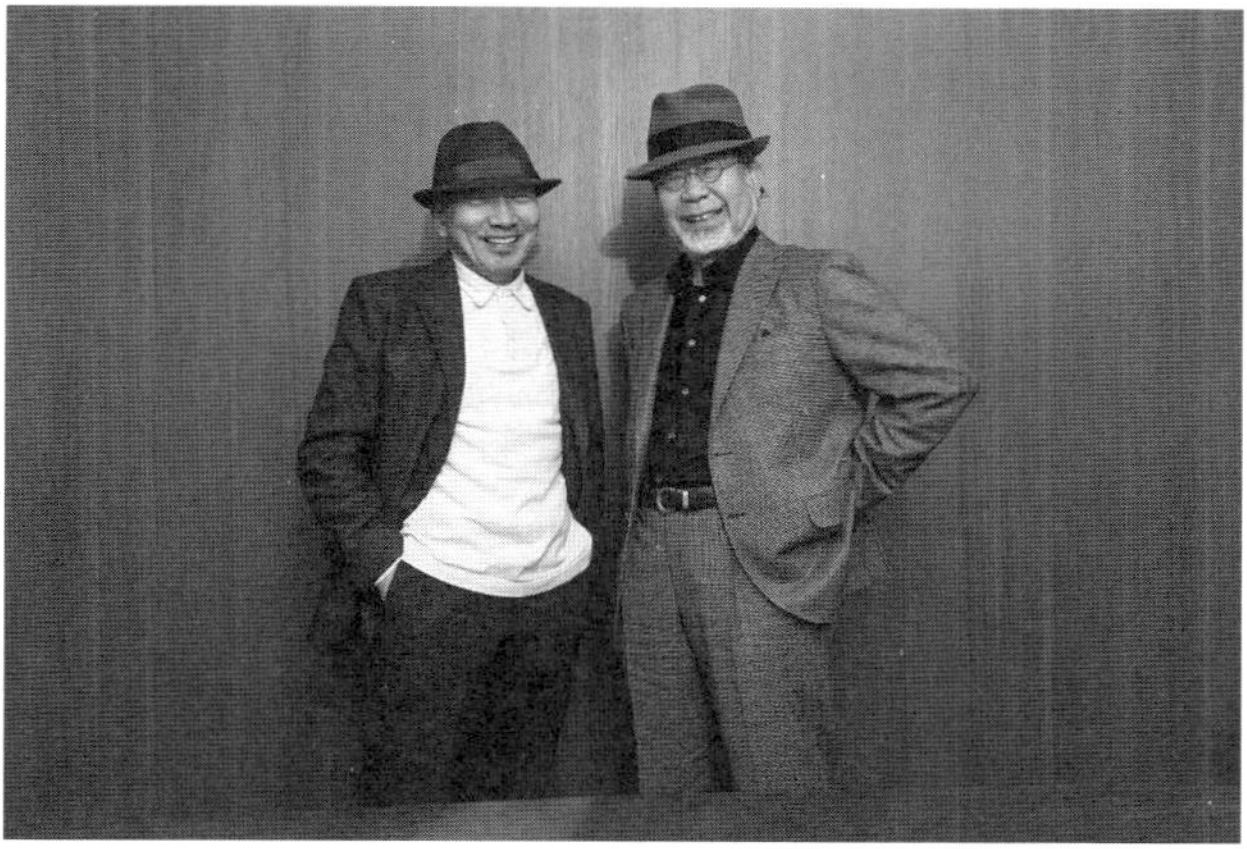
戸井十月氏（左）と著者（右）。

やってきた。偶然だが、二人が立つとギャングの仲間みたい。

おそらく二人は天然で○がなんだかわかっていない。○なんか糞食らえ、とどうも思っているみたい。「古ぼけた正解」なんかに縛られないのだ。その時その時の適当な△を選んで生きてきた。ちょい悪親父が選んだ適当な△。そんな人生を歩んでいるけど、それでどこが悪いと啖《たん》呵《か》を切りそうな二人である。

二人でどんなことがあっても、へっちゃら。自分流に生きるんだと握手をして別れた。

7月初め。あるテレビ局から電話が入った。

チェ・ゲバラを取り上げる。コメンテーターとして出てほしい。

チェ・ゲバラのことは、青年の時から憧れていたので10冊近い本を読んでいた。結構詳しい。引き受けることにした。

7月中旬、打ち合わせにテレビ局のスタッフが家にやってきた。なんと、戸井十月と相談をして、企画を考えてきたという。

戸井十月はチェ・ゲバラの本を2冊書いている。その戸井十月は、コメンテーターは自分と鎌田さんでやりたいと言ったという。

しかしその、言い出しっぺの戸井十月が、がんが広がりスタジオに来られないという電話が入ったという。

ぼく達の時代の青春のシンボル、チェ・ゲバラを二人で語りたいと思ったんだろう。残念である。

それを聞くとぼくはすぐに戸井の家に電話した。奥さんが出てきた。家族で食事をしたり、温泉に行ったりしていた。

戸井十月はがんが脊髄に転移をして、足が動かなくなったという。あんなに自由に羽ばたいていたのに悔しいだろうなと思った。

ぼくの憧れの男である。その男の気持ちがよくわかる。病院にはいたくないと言って病院を無理やり出てきたという。

自分が具合悪くなったら、鎌田さんの病院か知り合いがいる聖路加《せいるか》国際病院と決めていた。鎌田さんの病院は遠いので、聖路加国際病院を選んだが、いい病院だと何度も言った。そのいい病院を脱出してきたのだ。

自由人戸井十月としてはせめて、病院の中で縛られたくない、家の中でわがままに生きたいと思ったのだろう。戸井十月のうなり声が電話で聞こえてきた。

番組で戸井が話したいようなことを話してみると奥さんに、戸井に伝えてくれるようにお願いした。ぼく達の世代が憧れた、チェ・ゲバラの「新しい人間」という話をどうしてもしたくなった。

あいつも悔しいだろうと思う。しかし、前回別れ際ぼくに言った。

「後悔してない、不良少年としてずっと生き続けてきて、後はどうなるか神のみぞ知る。俺の知ったことじゃない」

戸井十月には「正論」や、「正解」、○の生き方は似つかわしくない。○に近くなくていいんだ。もしかしたら戸井十月は過酷な×に近い△を選んできたのかもしれない。

だから誰が見てもかっこいい。

それから1週間後、連絡が入った。

戸井十月が亡くなった。悲しい。

最後に脊髄転移が起き、体が思うように動かなくなった時、彼が言った言葉。

「今までで、一番すごい冒険をしてしまった。自分のやってきたことがちっぽけな気がする」。なんて男だ。「マヒで動けなくなった」状態を一番すごい冒険と言い放つ。

戸井十月は最後まで不良少年だった。素敵な冒険家だった。

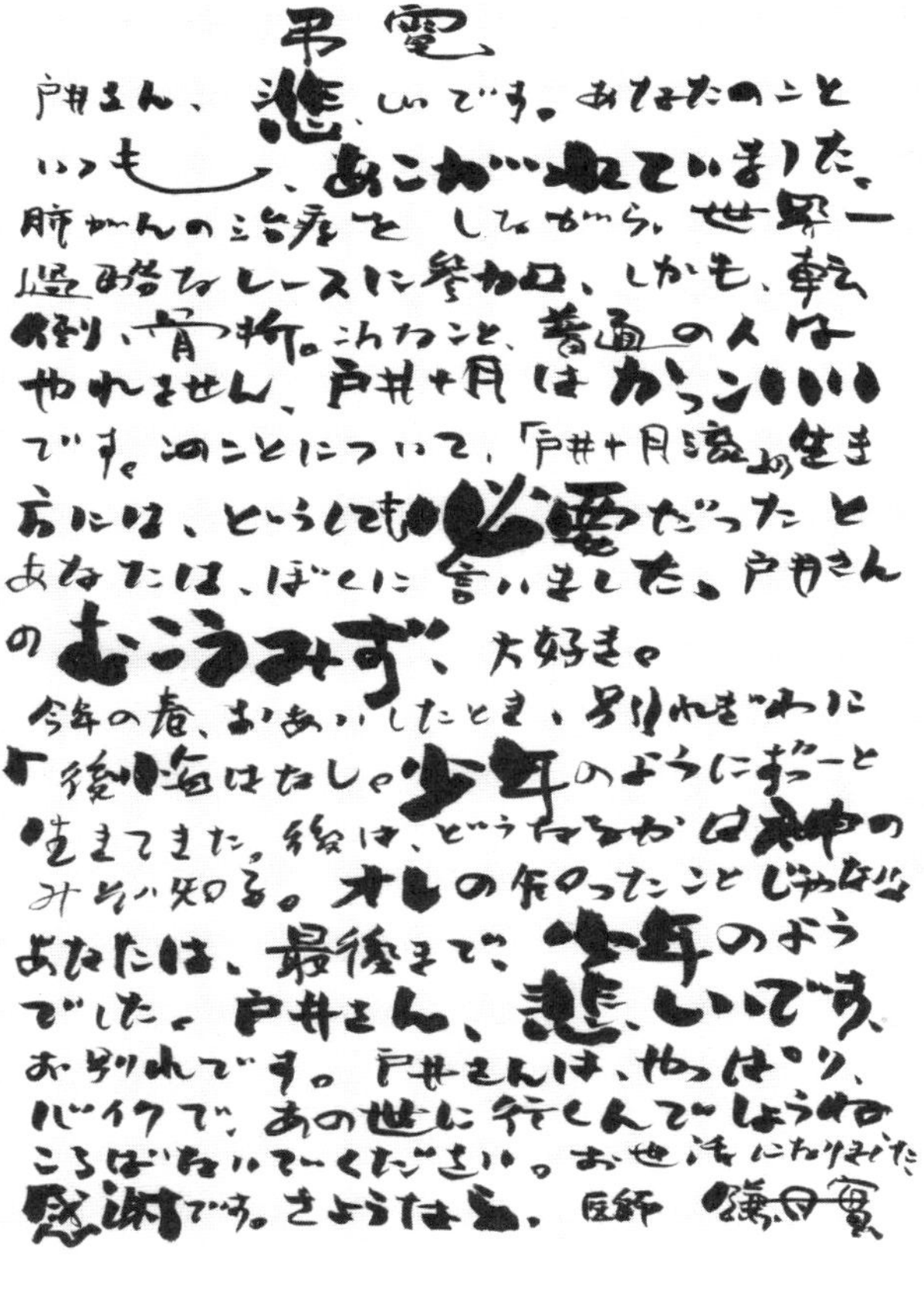
弔電
戸井さん、悲しいです。あなたのこと
いつも　、あこがれていました。
肺がんの治療をしながら、世界一
過酷なレースに参加、しかも、転
倒、骨折。こんなこと、普通の人は
やれません、戸井十月はかっこいい
です。このことについて、「戸井十月流」の生き
方には、どうしても必要だったと
あなたは、ぼくに言いました。戸井さん
のむこうみず、大好き。
今年の春、おあいしたとき、別れぎわに
「後悔はなし」少年のようにずーと
生きてきた。後は、どうなるか日本中の
みんなが知る。オレの作ったことじゃないな
あなたは、最後まで少年のよう
でした。戸井さん、悲しいです。
お別れです。戸井さんは、やっぱり、
バイクで、あの世に行くんでしょうね
ころばないでーください。お世話になりました
感謝です。さようなら。　匠師

著者直筆の戸井十月氏への弔電。

「この先も、道はあるのかって？　もちろん、あるさ」

どんな状況になっても戸井十月は戸井十月を生き切った。

チェ・ゲバラという「別解」

虐《しいた》げられた人びとを見るとどうしても手を貸したくなる、弱い人を助けてあげたくなる男、チェ・ゲバラ。恵まれた環境。黙っていてもエリートの人生を突き進みそうな人生。

なぜ、チェ・ゲバラは生涯を通して理想を貫き、自らの正義を突き通す生き方をしたのか。


子供のころから彼は、重い喘息《ぜんそく》を患っていた。死にかけたこともある。医学部に入った後、中南米を見て回るバックパッカーの旅をする。無計画の旅だった。

ここで大切な風景をたくさん見た。貧しい人たち。搾取《さくしゅ》される人たち。自分の目で貧富の差の不条理に気がついた。

医師は一対一で病んでいる人を自らの技術で助ける。コレが仕事。しかし、食べることや子供達の教育をしっかりしないと人々は生きていけない。一人の命を救う医師の仕事よりもやらなければいけないことがある、と彼は思いこんだ。グアテマラで武器を持ち戦おうとした矢先に挫折。逃げるようにしてメキシコへ向かう。そこでフィデル・カストロに出会う。

中南米は、19世紀初頭にスペインやポルトガルの植民地支配から脱しはするが、貧しい国々が多かった。アメリカの大企業が安い賃金で現地の労働者を雇い、搾取をしていた。

「世界の何処かで誰かが不正な目にあっている時、それを感じることができるようになりなさい。それが革命家として最も素晴らしい性質だ」

１９６５年、子供達への手紙の中で、こう書いている。

若い時に中南米を旅をしながら、この不正な目にあっている人々を見て、ゲバラはなにかを感じてしまったのだと思う。それが彼を革命家にしていった。チェというのはアルゼンチンの方言で「ねえ」といった意味だ。ねえねえ、とみんなに話しかけた。チェ・ゲバラの口癖。みんなからこのチェという言葉をあだ名にされ、それが25歳の時に気に入って、自らをチェ・ゲバラと呼ぶようになった。「ねえ」のゲバラ、というわけだ。民衆の海の中に一人で入りこめる天賦の才があった。

キューバはバティスタ軍事政権に乗っ取られ、軍と警察の圧政で、2万人のキューバ人が殺されていた。メキシコでカストロと一緒になり、キューバの軍事政権を倒すため、メキシコからキューバへ船で向かう。上陸に成功した革命戦士はたったの12人。アメリカから購入したB26爆撃機やP47戦闘機などの最新兵器を持った2万人の政府軍との戦いが始まる。

どうやって勝つのか、勝つわけがない。

自分だったら、12人になったところで諦めると思う。

カストロもゲバラも諦めなかった。シエラ・マエストラの山の中に入り、農民を味方にしていく。武器や食料の補給体制をつくっていく。

小さな戦闘で勝っても捕虜を大事にした。医者であるゲバラは手術器具を持ち、治療をし、治して釈放した。医薬品は貴重だった。それを敵軍でも味方の革命軍でも山の中の農民でも平等に命を守るために治療をしたのだ。ここがすごいところ。ついつい戦いに勝つためには敵を殲滅《せんめつ》するのが第一と考えてしまいそうになる。

相手を二度と戦えなくなるようにすること。これが大事なはず。これが「正解」。

戦場ではこれが◯なのだ。この二人は違うことをした。助けて元気にして釈放したのだ。これは、政府軍の軍人にとって、ショックだった。自分達とは志がまるで違う。そのことがわかるのである。

捕虜《ほりよ》を殺すことではなく自由にすることで、農民や政府軍の軍人の心を揺さぶった。これがカストロやゲバラがつくった戦略である。

戦争は敵軍の兵士を殺す、という「正解」に囚われなかった。捕まえた敵軍の兵士に食料を与え、医療を施したのである。農民が革命戦士達を応援するようになる。政府軍からも寝返りをしだした。志の高い12人の戦士達はついに2万人の軍隊を破り、首都ハバナを制圧するのだ。

ゲバラの山の中での手術は、雑で暴力的だったという。抜歯などは麻酔がなく、ペンチみたいなもので引きぬいたという。恐ろしい治療が行われた。道具も薬もないわけで、仕方のないことだったと思う。

殺し合いの戦争の中で、助けるという行為が人々の心を揺さぶった。12人の革命戦力にたくさんの仲間が加わるようになった。一か八かだったと思う。助けた敵の兵士を帰せばそれがまた自分たちを殺しに来るという恐れも心の中に少しはあったと思う。

しかし12人では所詮勝つことはできない。発想の転換をしない限り勝てないことはわかっている。「別解力」が必要だったのだ。

戦場の中で命を助けるという逆説的な行いをしたことが、この革命を成功させた。彼は若いころに中南米を放浪の旅をした時、ハンセン病療養所を訪ねている。「これらの寂しくて絶望的な人と人の間に、連帯と忠実の最も優れた形態が生まれる」と書いている。チェ・ゲバラの「別解力」である。

恵まれない農民や労働者、そしてハンセン病などの絶望的な病気を持った弱い人達。弱い人達には力があると信じて、連帯するのだ。

彼らが社会を変える、と信じていた。弱い者に味方をするだけではなく、弱い者達の強さを信じていたのだ。これも「別解」の一種だ。

チェ・ゲバラはそのころ、人が殺されている状況を見て見ぬふりをしている人達に対して、「ぼくらもその同類なのです」と語っている。「見て見ぬふりをしたくない」と語っている。

ぼくも39年前、信州の田舎《いなか》にやってきて、初めて寝たきり老人を見た時、見てしまった悲惨な状況を見て見ぬふりをしないようにしよう、見てしまったことには、それなりの落とし前をつけたいと自分の中で思った。「正解」はなんだかわかんないけど、自分流の落とし前をつけないといけない、と思って訪問看護や往診を始めたのだ。

「別解力」を養っていくためにはこの「見て見ぬふりをしない」ということはとても大事なことだと思う。

チェ・ゲバラはこんな言葉も残している。

「ゲリラ戦士は道徳的規範を持っていなくてはいけない」

単なる殺人マニアになってはいけないということだ。山の中で農民を襲って食料を奪ったりしない。食料を分けてもらう時にはお金を払う。そうすることで農民たちはゲリラ戦士に尊敬の目を向ける。山の中で裏切りが少なくなっていく。戦場ではつらいから、よく上官が感情に任せて部下を殴り飛ばしたりすることが、日常茶飯時に行われてきた。戦場では意味のない暴力が広がりやすい。

道徳的規範なんてなくなってしまいやすい。戦場で道徳的規範なんて、究極の「別解」である。しかしこれによって、戦争を戦うチームの士気が上がる。上下の中での関係がものすごくスムーズになった。戦うチームが一丸となり、同時に敵に対してもジェントルマンな行動をすることによって、ゲリラ戦士が一目置かれるようになった。

人間の深層心理を見事に利用している。

チェ・ゲバラは世界の多くの若者に愛された。ゲバラは革命を成功させただけでなく、革命後、カストロを助けて工業相のポジションに就くが、社会主義の大国にタテをつく。

ソ連がやっていることは、貧しい国を搾取しているとタテをつくのだ。

常に弱いものに味方をし、強い権力におもねらない。

人を助ける医学を勉強していたゲバラに、できたら生きていてもらいたかった。キューバで自分の仕事はもう終わったなどと思わず、新しい国をつくるという、もう一つの戦いにエネルギーをぶつけてほしかった。中南米やアフリカでつらい状況にいる人達がいることが痛いほどわかっている。弱い人達が搾取されているのは、なんとかしたかった。

自分がもともと裕福な家庭に生まれたこと。キューバ革命を成功させ、キューバの要人になったこと。自分の恵まれている人生に一種の罪悪感を持っていたのではないだろうか。彼は「別解」を求める男だった。今ある世界ではなく、もっとみんなが幸せに生きられる世界を彼は望み続けた。究極のロマンチストだったと思う。

あまり取りあげられてないが、ぼくが一番ゲバラを評価しているのは、キューバ革命が成功した後に使用した、「新しい人間」という表現だ。

ここが、戸井十月と二人で語りあいたいところだった。

人のために働く人間。そういうユートピアを彼は描いていたのだと思う。

彼は自ら242時間運動を起こした。自発的労働。

チェ自身が日曜にさとうきび畑で、自発的に無給の労働をした。ゲバラはたくさんの写真家に写真を撮られている。たくさんの写真が世界に残っている。しかし、この強くて逞《たくま》しくて美しい男が最も自然なかたちで輝いていたのが、紡績工場で働いている時や、さとうきび畑で働いている時である。彼は単なる革命のプロではなく「新しい人間」になりたいと思っていたのではないかと思う。

中国や北朝鮮を見ていると、「新しい人間」の匂いがまったく感じられない。だから、魅力を感じない。ぼくは「新しい人間」になるように努力してきた。ゲバラの「新しい人間」というバトンをリレーしていきたいと考えて生きてきた。

しかし彼は貧しい世界の人々を放っておくことはできなかった。愛するキューバをおいて、再びゲリラ戦士になる。

フィデル・カストロに最後の決別の手紙を残して、彼はさらに厳しい革命のためにアフリカに旅立った。

別れの手紙にこんなことが書かれている。

「今ではぼく達は成熟してしまって、なにもあまりドラマティックな感じはしないけれど、それでも今も生と死が繰り返されているのだ。ぼくはキューバ革命における自分の任務はもう果たせたように思う。だからぼくは君や同志や、もうすでにぼくのものでもある君の国民に別れを告げよう。勝利に向かって限りない前進を。祖国か、さもなければ死か。ありったけの情熱を持って君を抱きしめよう」

カストロを尊敬し、愛しながら自分の「別解」を求めていく情熱の人、ゲバラの姿が現れてくる。

友人、故戸井十月の言葉だ。

「ゲバラは希代のゲリラ戦士であり、革命家であるより前に好奇心に満ちた旅人であり、負けず嫌いのスポーツマンであり、ロマンティックな詩人だった。

そしてなにより、人を愛し続けた」

チェは人を愛する才能にあふれていた。「別解力」を磨くためには、人を愛する力が必要なのだ。

かつて、サルトルはゲバラと対面している。そのあと「20世紀の最も完璧な人間」とゲバラを評している。

長いつき合いをしてきたカストロは「道徳の巨人」とゲバラのことを述べている。

誰かのためにという思いがいつもあった。人を愛することが革命家としては必要だったんだと思う。

最後に、ボリビアで捕まって処刑される時、自らを「ただの男に過ぎない」と言っている。すごい言葉である。39歳の時だ。

「ただの人間」が、いろんなことができるんだ、と言いたかったのではないか。

誰でもちょっとその気になれば、夢を実現できるのだ。

なにか大きなことを成し遂げるためには、「別解力」が大事だ。

戦場で人を殺すという「正解」の中で人を助けたことにより、12人の戦力で2万人の高度化した軍隊を倒すことができた。当たり前の常識に汚されてはいけない。

八ヶ岳に立つ野ウサギ・盟友の死

7月の末、さだまさしさんから本が送られてきた。『風に立つライオン』、新しく書きおろした小説だ。「鎌田實先生ありがとうございます、さだまさし」とサインがされていた。小説には珍しく、あとがきが詳しく書かれていた。その中にこんなことが書かれている。

「長野県諏訪地域の医療を受け持つ諏訪中央病院の名誉院長でもあり、東日本大震災以降は福島の子ども達のために必死の救援活動を続けておられる鎌田實先生、それからお父様の後を引き継いで六十年にもわたり諏訪地方の僻地医療に心を砕いてこられた小松道俊先生とは画家の原田泰治さんを通じて極めて親しくお付き合いをさせていただいている仲なのだが、あるときお二人と食事をしていると、こんなことを仰った。
『風に立つライオン』はいい歌だなあ。地域で頑張っている僕たちは、あんな凄いライオンじゃあないけど、まあなんだなあ、八ヶ岳に立つ野ウサギくらいにはなりたいとお互いを励まし合っているんだよ。温かなジョークだったが僕は後にこのお二人のために本当に『八ヶ岳に立つ野ウサギ』という歌を書いて捧げたことがある。（一部略）
諏訪の小松道俊先生は数年前から肺がんで闘病しておられ、この春容態が急変したので、どうかお元気なうちにこの小説を捧げたいと思ったが、無念にもそれは果たせなかった」
ぼくにとって小松《こまつ》先生は大切な盟友、八ヶ岳の裾野で地域医療をやりたいと命がけでうろうろ、ジグザグ、がんがん、二人は働いた。

息子さんから弔辞を頼まれた。小松先生の弔辞を読むと泣いてしまうのでひき受けたくなかったが、おひき受けした。結局予想通り泣きながら弔辞を読んだ。

「弔辞　道俊《みちとし》先生、悲しいです。今から35年ほど前、毎晩のように救急車に患者さんを守りながら乗りこんでくる医者がいました。その医者はじっとぼくらの仕事を見ているのです。急患室で患者が3時間ほどして安定すると、どうしてそういう診断をしたか、ディスカッションが始まりました。最適な治療法について、議論をしました。

意識のある患者さんには手を握り、『がんばれよ、この病院の先生たちは若いけど寝ないでがんばってくれる、必ず助けてくれるからな』先生のあたたかな言葉はどれほど患者さんの力になったか図り知れません。

道俊先生は一人で開業していました。交代がいるわけではありません。明け方、病院から帰っていくのです。これが毎晩なのです。おかしな医者でした。

こんなドクター見たことがありませんでした。小松先生、あなたはすごかった。

豊田診療所の仕事を済ますと近くまで往診にきたので、『鎌ちゃん、昨日入院した患者を見に来たよ』と言うのです。もちろん、患者さんは大喜びでした。ぼくらもうれしかったです。小松先生を入れて、ぼくらはチーム医療になっていたと思います。先生がいつ来てもいいように道俊先生の患者さんのデータは頭のなかに入れておき、さっと説明ができるようにしておきました。

諏訪の仲間の医師が重症の肺炎で入院して来ました。一ヶ月ほど意識が戻りませんでした。脳炎も起こしていたのです。あなたは諏訪中央病院のスタッフみたいでした。小松先生は、毎晩深夜、ぼくらに差し入れを持ってやってきました。人工呼吸器につながっている仲間のドクターの痰《たん》を出すためにぼくとふたりの深夜のタッピングは恒例となりました。このドクターは奇跡的に回復しました。道俊先生はぼくの手を取り、やったやったと喜びました。まるで子供のようでした。あなたの優しさはすごかったです。

忙しいのに西山地区、湖南診療所、そして富士見町。遠い山の中まで診察に出向きました。あなたはたくさんの人々に信頼されていました。お父さんから受け継いだ仕事を見事に花を咲かせ、地域の人達の信頼を勝ち得ていました。あなたに頼まれ健康予防の講演会にも山間《やまあい》の小さな村に出かけました。先生がいると、松茸や熊の肉などごちそうが出てきました。人と人が繋がっている美しさをいっぱい見させてもらいました。

あなたは自然が好きでした。山の中で絵を描いたり、音楽を聞いたり、あなたはロマンチストでした。もっと、もっと絵を描きたかったでしょう。

先生悲しいです。先生が入院したと聞いて二度ほど病室にお邪魔しました。肺がんで骨転移のため、痛いのにニコニコして喜んでくれました。さらに数日後、『うれしかった』とお手紙まで頂きました。あなたの心遣いはいつもすごいです。

家族を大事にし、地域の方々を愛し、仲間を大切にし、自然を楽しみ、音楽と絵のうまかったあなたのことが大好きです。なによりも素晴らしかったのは、体を見る優秀な内科医でありながら患者の心を理解し、支えることをし続けたことです。今のような時代だからこそ先生のような方が必要なのに、残念です。先生ほど、全力で人のために生き切った人はいないと思います。先生疲れたでしょうね。ほんとうにご苦労様でした。ゆっくりゆっくりお休みください。先生、最後の言葉です。大切なことをいっぱい教えて頂きました。こころから感謝です。ありがとうございました。

鎌田實」

鎌田流である、定式に乗っからないまるごと「別解」の弔辞だ。
心をなんとか亡くなった道俊先生に送りたいと想い続けた言葉達だ。39年前、ぼくがやっている「別解」の地域医療を理解してくれた数少ない同志だった。
『八ヶ岳に立つ野ウサギ』は『風に立つライオン』の「別解」である。有名ではないけれど、とってもいい歌だ。『日本架空説』というCDアルバムの中に、ぼく達凸凹コンビがやった地域医療の「別解」がさだまさし流に美しい言葉で書かれている。ぜひ見てほしい。以下、歌詞の一部を引用する。

「都会では埋もれてしまうものが　田舎で暮らせば見えることがある　たとえば生活《くらし》について　あるいは涙について　切ないようでそれぞれ美しい……」

風に立つライオンの「正解」もいいけど、八ヶ岳に立つ野ウサギの「別解」はとっても愛おしい。

いつも弱い人のことを考えている先生こそ、ぼくがなりたいと思い続けてきた「新しい人間」だと思ってきた。

小松先生、悲しいです。野ウサギは一匹になりました。でも、これからも◯に近い△を見つけながら、ぼくも「新しい人間」を目指して生きていきます。

先生のあったかな笑顔、忘れません。

「かぜがはやっている。患者さんからかぜをうつされた。でも休むわけにはいかない。昨日夜中に、発熱していると山の向こうの村まで呼び出されてしまった。熱を治療して帰ってきたらぼくの方が熱が高かった。鎌ちゃん、ぼくはばかだなぁ」

先生は、大ばかものです。そんな大ばかものが大好きでした。もう一匹残った野ウサギも、大ばかもので生きていこうと思っています。先生、ありがとう。

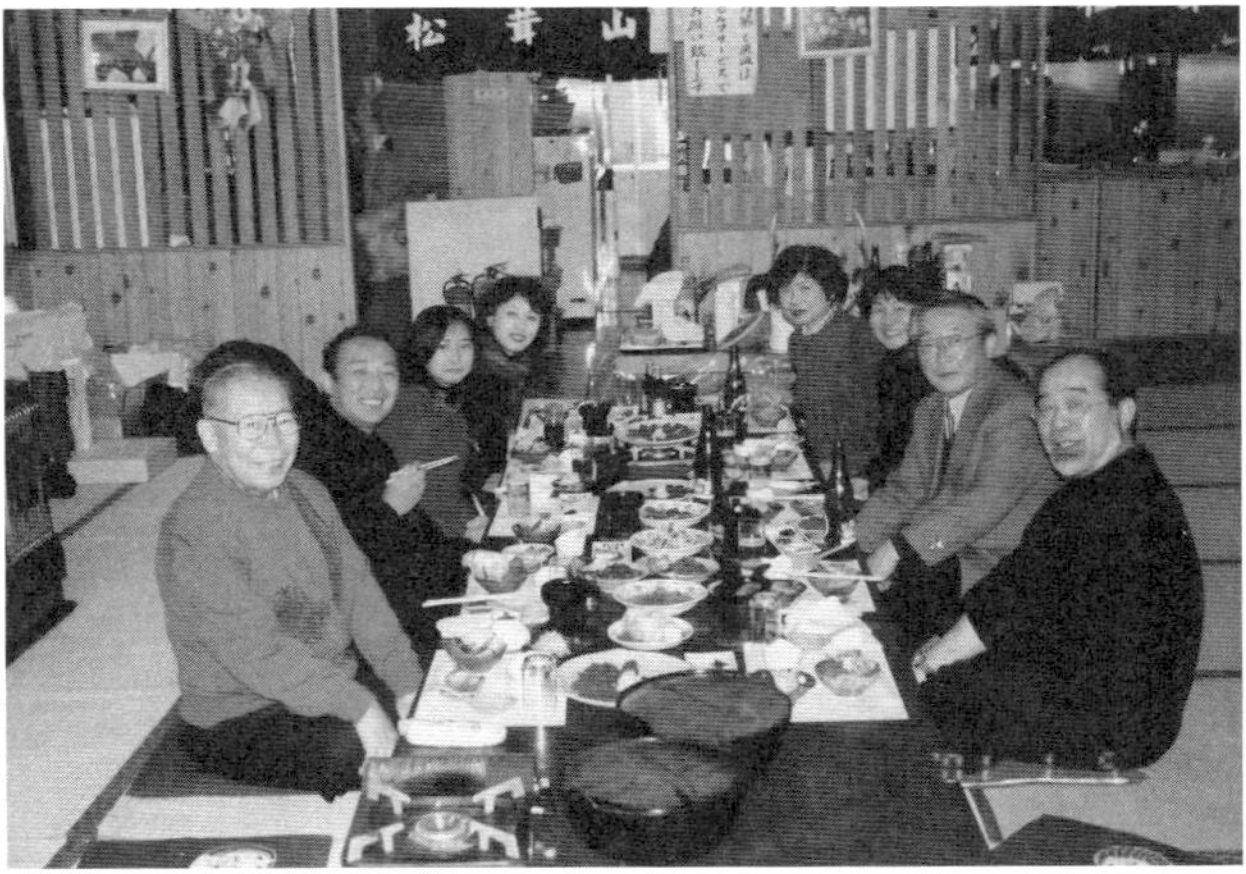

さだまさし氏と小松先生（著者の隣り）を囲む。

終章

鎌田がカマタに再び聞きました「別解力」を磨くためにカマタさんがやってきたことはなんですか——

1、空気に負けないで生きる

２０１１年東日本大震災直後、被災地に内科医として入った。被災地に入る時はいつも相手の身になることを考えている。

福島県の南相馬市に、諏訪中央病院の医師と日本チェルノブイリ連帯基金のスタッフとの合同で、30キロゾーンにボランティアの医師として初めて入った。

第一陣の若い医師から連絡があった。海岸沿いの鹿島《かしま》区ではたくさんの家が流され、漁師たちが精神的にまいっている。あったかいものは食べられているかな、と聞くと、今まで冷たいおにぎりか菓子パンしかでていないという。30キロゾーンは屋内退避命令が出ているため、ボランティアが入ってきていなかった。

その話を聞いて、ぼくは相手の身になった。自分が被災者だったらなにをしてもらいたいだろうか。あったかいものは一度も食べられていない。さぞ、あったかいものが食べたいだろう、と思った。

商業用のおでんのレトルトパックをたくさん寄付してもらった。これで体育館の中でもあつあつのおでんを食べてもらうことができる。おでんにもう一つ、漁師さんたちを元気づけるにはなにがいいだろうかと考えた。自分が体育館で寝ているとしたら、ともう一度考えてみた。「おでん……」「ビール」と思い当たった。ビール一杯くらいならいいのではないか、と思った。

被災地にビールを持っていけば、必ず非難の声がでる。阪神淡路《はんしんあわじ》大震災の時、アルコール依存症が多発した。だから、被災地にビールなんか持っていくのはもってのほか、という声がでても仕方ない。

でもぼくは、批判を恐れなかった。精神的にまいっている漁師さんたちが、一杯だけでもビールを飲んだら元気が出るんじゃないか、と思った。

どんないいことをしても一割は批判をする人がいる。その空気に負けてはいけないのだ。大切なことは困難な状況にいる人達が喜んでくれるかが大事。後ろ指も批判も恐れないことが大事。少量のビールと大量のおでんを持って被災地に飛んだ。喜ばれた。

漁師のおじさんがやってきた。「うれしかった。震災後初めて、あついものを食えた。ビールも飲めた。家を流され家族を失った。それでも俺は漁師だから、海にでも行って漁をさせてくれたら再び元気になる。でも津波に船を奪われてしまった。俺が人生をかけてつくってきたものがすべて壊されてしまった。夜も眠れない。眠れないと、いろんなことを考える。眠れないとろくなことを考えない。もう死んでしまおうかな、なんて考えていた。でも今日は、違う。初めてあったかいものを食べられた。ビールも一杯飲んだ。うれしかった。ビール一杯くらいで問題解決しないことはわかっている。でも、今日は眠り薬がいらないと思う」。

空気に負けないでよかった。少量のビールを持ってきてよかった。避難所で後片づけをして体育館を撤収しようとしたとき、漁師のおじさんの一群が立ち上がって大きな拍手をした。体育館中がつられて、拍手をした。

初めてあたたかいものを食べられてみんなが喜んだ。ビールは決して「正解」にも「正論」にもならない。とにかく、△なんだ。それでも、ビール一杯を飲むかどうかは被災者が決めればいい。

ぼくは聴診器や薬をいっぱい持っていったが、レトルトのおでんや少量のビールは「別解」である。この「別解」が命に元気を与えるのだ。「別解力」を磨くためには、空気に負けない生き方をすべきだと思う。

2、変な人と言われたら、ほめ言葉だと、勝手に解釈している

ぼく達はみんな、かつてアフリカに住んでいた。そして、そのアフリカを出ようと思ったぼく達の祖先がいた。好奇心が強くて、おかしな人がアフリカを出たのだ。

ぼく達はその末裔。所詮ぼく達は、みんな変な人。ちょっと変な人と、うんと変な人がいるだけ。ちょっと変な人がうんと変な人にレッテルを貼っているにすぎない。そんなレッテルなんか貼られても気にしないことだ。

変な人が世の中を変える。

変な人が新しいものをつくりだす。
変で上等、と思って生きてきた。

3、自分流の生き方に、こだわってきた

もう一人の鎌田がカマタミノルをデザインしている。いつも鎌田らしく生きていたいと思っている。

遺言も書いた。『大・大往生』(小学館)という本で、「お経は5分以内で」とか「葬式料理は出さないで、ぼくの好きなカレーやステーキを出してくれ」とか、わけのわからない指定をしている。お別れ会の「正解」は、「重々しくて悲しい」。鎌田の「別解」の葬式は、とにかく楽しくておいしい。胃ろうも人口呼吸器もいらない。自分の△の生き方を明確にしている。会葬礼状も書いた。会葬礼状の多くは、葬儀社がいくつかのパターンを用意している。そんなものを鎌田は使わない。

鎌田の会葬礼状の書き出しは、「知らないうちに死んじゃいました」。本人が書いた会葬礼状を見て、みんな笑ってくれるだろうな、と計算している。

家族がぼくを看取るのに疲れており、その上、お葬式の準備で疲れきっている。いたらないことが多かったと思いますがお許しください、と家族に代わってあやまっている。

そして、会葬のお礼を言ったあとに、もう一回笑わせたい。「私はあなたのことを待っていません」。自分はあの世で、結構自分流に楽しんでいるから心配しないで、と言いたかった。あなたはこの世を十分に楽しみなさい、とも伝えたかった。「俺のことは待っていないんだ」と友人は笑い転げるだろう。ちょっとぼくのことを好きだった女の人は「もう私のことを忘れたの」と、むっとするかもしれない。

人生なんかどうせ絶対的な「正解」なんかないと思っている。死んだあとの葬儀だって、なにが「正解」かなんてわからない。どんな葬儀をしようか、残された人達の意見が分かれることがある。

故人が決めたことに一番みんな納得するのだ。「正解」じゃなくても、あいつが決めたんだからしょうがないな、と認めてくれる。

どんな仕事をしようかの選択も、どんな家庭をつくるかも、そして、がんになった時の治療法の選択も、もう一人の自分が、あなたらしさにこだわってデザインしたまんまに生きると楽である。いつももう一人の自分を育てておくといい。

これが鎌田流のおすすめだ。

4、失敗は○。「別解力」を育てるチャンスだ

失敗した時、なんで失敗したのかを考え直してみる。次にやる時はどうしたらいいのかが見えてくる。失敗すればするほど「別解力」が磨かれていくのだ。

失敗をした時に、失敗を投げ出さないことだ。結婚に失敗して、「別解力」を磨いておかなければまた同じ失敗をする。たいがい、相手が悪い、と思いこむ

のだ。

二人がまあまあなんとかやっていくためには、相手だけが問題ではないと考えてみるといい。二人の相対的な関係の中でうまくいったりうまくいかなかったりするのだ。相手を変えれば、きっとうまくいくという勝手な思いでまた、同じ失敗をする。

絶対的に意地悪な人を、たいがいの人はパートナーにしない。意地悪ではなかった人がなぜ、意地悪になるのか。こっち側の言葉か行動が相手を、ちょっと意地悪にさせてしまっている可能性がある。そのことに気がつかないと、同じ失敗をしてしまう。

失敗は恐れなくていい。同じ失敗さえしないようにすれば、失敗は「別解力」を養ってくれるのだ。

5、打たれ強い出る杭になりたい

今までの慣例を壊していくと必ず、後ろ指をさされたり、批判されたりする。どんないいことでも必ず一割ぐらいは水をかけてくる人達がいる。後ろ指をさされても気にしない。それが人間というものだと、初めから割り切っている。ぼく達の国は民主主義の国だから、いいのだ。どんなにいいことをしても、批判をする人がいていい。だが、その口を封じてはいけないのだ。

打たれ強い出る杭になることが、今の日本で生きていくためには大事。仕事も恋愛も結婚も、みんな好きなようにやればいい。どうせ、いろいろ言う人はいる。気にしないことだ。

腐った空気の中で空気を読み合っていれば、自分も腐ってしまう。腐らないことが大事。

パキスタンのマララさんは、打たれても打たれても、美しく、強くて、あったかくて、優しい、そして、かっこいい、見事な出る杭になっている。16歳の女の子だって、できるんだ。あなたも必ず、打たれ強い出る杭になれる。

人間は見栄っ張りな生き物だ。いつも自分を装っている。だから打たれたくない。打たれる姿なんか人に見せたくない。

打たれた時の弱さも、つらさも、さらけだしてしまえばいい。杭は徐々にたくましくなり、打たれても打たれても、負けない杭になる。

「別解力」のある生き方や、△に生きる生き方は、一つのイズムに自分をがんじがらめにしない生き方である。がんばるだけでは、もろくて、壊れやすい。ところどころ、がんばらない生き方をしていると、ガラス細工のようではなく、鋼《はがね》のように、柔らかで強い「新しい人間」になる。

自分にこだわる生き方は、自立していないといけないと思いがちだが、どっこい違うのである。誰かに寄りかかる勇気をぼくはいつも持っている。寄りかかり名人だ。甘え上手と、ぼくのことを、親友で画家の原田泰治《はらだたいじ》さんはよく言う。

自分でもそう思う。確かに、甘え上手で人に大事にされて生きてきた。でもここでも、もう一つの「別解」をぼくが持っていることが大事なんだ。寄りかかってきた人がきたら、踏ん張って、支えてあげる力持ちなんだ。

ぼくが寄りかかるだけの人だったら、一度は寄りかからせてもらっても、そう長く、何度も寄りかからせてはくれないだろう。寄りかかったり寄りかかられたり。これが△の生き方だ。

鈍感なぼくでも、むっとしたり、怒ったり、「あの野郎」と、時には憎しみや恨みを持つことだってあった。これが人間だ。
△に生きる生き方をしていたら、憎しみや怒りや恨みは、ちょっと横においておけばいい、ってことに気がついた。時間がたつと、怒りが、少し形を変えているのに気がつく。お新香の古漬けのように、ちょっと長く漬けておくと、憎しみがいい味を出してくることがある。
嫌な奴にやりかえしてやろうなんて気は失せて、その怒りや憎しみや恨みが、自分の生きるパワーになっていく。ちょっとした「別解力」を持っていると、生き方がものすごく楽になってくる。

忙しいってカッカして、人を怒鳴ることがなくなった。全部自分が決めたこと。その忙しさの中で、福島に行ったり、宮城に行ったり、イラクに行ったり、チェルノブイリに行ったり、パレスチナに行ったりしている。全部自分で納得しているのだ。決まったことに、愚痴を言ってもなにも変わらない。

どうせどんなに分析して深く考えたって、自分の時間をどう使うか、絶対的な「正解」なんてないんだ。まあまあの「正解」に近ければいいかな、と思っているうちに、むしろこの、まあまあの「正解」が、けっこういいことに気がついた。これがぼくの◯に近い△の生き方だ。

48歳のころ、パニック障害になった。△を生きるようになってから、パニック障害もうつ病もやってこなくなった。安定剤も一切いらなくなった。ふわっと、いつも、そよ風のようになって、飛び回っている。どんな空気の中に飛びこんでも、ぼくの空気がふわっと入りこんで、ほんのわずかだけど、空気がゆるやかになる。

△に生きていると、息がしやすくなった。

おわりに

2年間、時間があると被災地に通うようにしてきた。本をだすような気にならず、2年間で上梓した本は少なかった。

たまりにたまった原稿をまとめて、このところ、月刊鎌田實みたいに、たくさんの本がでている。

そんな中で新書を書いてほしいと言われた。しかも、書き下ろしで。とんでもない、とお断りした。ポプラ社の千美朝さんがやってきて、いきなりまくし立てられ説得された。ノーと言えない鎌田がきちっとノーと言い続け断った。

千さんはなかなか諦めない。

この人に忙しい、時間がないという「正論」は通じなかった。また別の企画を提案された。また断った。

二回目は坂井宏先社長が登場。早口でまくし立てる。

一回目だけではない。社長が波状攻撃をかけてくる。

この会社はなんなんだと思った。上から下まで諦めるということを知らない。

第二戦から登場した木村やえさんという若い編集者もやっぱりどっかおかしい。普通はこのぐらい「ノー」と言っていれば、だいたいみんなが納得してその場を収める。そして次の機会にと、大人のあやふやな結論をだすのだ。次に本を書いてもらうチャンスを繋げるのが常識である。社長から若い編集者までまったく常識がない。

この常識のない人達を見て、古い「正解」や「正論」はいらない、「別解力」について書き下ろしてみようかと、思いついた。

突然変な三人を前にして書けるかもしれない、という自分の思いつきにおもしろがってしまった。

朝4時半から起きて机に向かった。なにかがおりてきた。原稿を猛烈な勢いで書きまくった。

坂井社長に「混迷の時代を打ち破るべく、希望が感じられ、新しい価値観を提示できる新書をつくる」と説得されたことも大きかった。

「正論」や「正解」にだまされるな。なんてフレーズは、まさに新しい価値観を提示している。これでいこうと確信を持った。

悲しみや苦しみを抱えた人達が多い、この時代にこそ伝えるべきことがあると思い、書き始めた。

読んでほしい人達の顔を思い浮かべた。若者、お年寄り、女性、男性。

そして、新しいカタチの新書……悩んだ。

当初考えていた『別解力』なんて硬いタイトルはやめた。エイ、ヤー！と思い切った。『○に近い△を生きる』。わけのわからない哲学的なタイトルにして書き始めた。「生き方をちょっと変えると、人生はうんと変わる」と書いているうちに、経済も、この国のカタチも、健康で長生きするためにも、カマタ式△理論がおもしろいことに気がついた。

これなら仕事人間達にも読んでもらえそう。書いているうちに、本の方向がドンドン変わっていった。

今も、被災地福島に通い続けている。見えない放射能を心配するお母さん達の不安を考えると、心が痛む。

低線量被ばくと健康と命については、科学者の意見が真っ二つに分かれている。

100ミリシーベルトまでは心配ない、という科学者と1マイクロシーベルトでも体によくない、という科学者がいる。ぼくはどちらかというと後者である。

しかし、福島から離れられないお母さん達にとって、子供を守るためには、絶対的な正解でなくても○に近い△を選んで生きていくしかない。

100万人に一人といわれている小児甲状腺がんが診断された。福島県で約21万6000人の検診が終わった時点で、18人の小児甲状腺がんが診断された。さらに、25人の甲状腺がんの疑いのある子供がいる。簡単に大丈夫と言える状況ではない。

絶対的な「正解」がない中で、この国の未来を背負っていく子供達をどう守っていくのか。

ヒステリックな批判のし合いではなく、子供達のための「別解」を考えていかざるを得ない。甲状腺検診の質とスピードを高める必要がある。

『週刊ポスト』の「ジタバタしない」という連載の一部を大幅に書きかえて利用させてもらった。大半は書き下ろしである。

時間がない中で苦しんでいる鎌田に、社長は容赦しない。

「先生は絵本をつくりだす才能がある」とわけのわからないことを言いだした。ぼくの中にある変な部分を、この人は見抜いたのだと思う。ぼくの中にある常識を超えてしまっている部分が、子供の世界と繋がれると思ったのだと思う。

三冊の絵本の出版が決まった。

このズッコケ三人組のおかげで、ぼくはこの本を書きながら、自分の中にある「変」と向き合うことができた。

この本を読んでくださっている方々の中にも、自分の中にある「変」に気づきだした人がいるのではないだろうか。

みんな少し変な部分を持っている。変でいいのだ。


千さんと木村さんは算数に弱いようだ。一冊の分量を超えているのにぼくにムチをうち続けた。なんと、超まじめなぼくは二冊分の原稿を書いてしまった。変な人達と仕事をすると、変なカタチでテンションが上がることがよくわかった。変な人達にパワーを注入してもらって、変で、おもしろい本ができあがった。


この本が完成に近づいた時、驚きのニュースが飛びこんできた。ポプラ新書の千編集長、木村副編集長の誕生。大バッテキ。こういうの大好き。まさに◯に近い△の人事だ。これがいいんだ。心から、応援する。

頭は丸いけど、ばりばりと、とんがった△を生きている、石井光太さんに熱い応援をいただいた。心から、感謝。
○とか×とかで生きていない鎌田は、ズッコケ三人組のとんがった△が好き。
みんなおかしくて、熱い。熱い人達との仕事は楽しかった。
おかしい人達の応援で、とんがった「△を生きる」方法を、
丸々一冊の本の中で書き尽くせた。
『○に近い△を生きる』なんてタイトルの本が広まるはずはないと思っている。
でも、おかしい人が、なんだかわからない、おかしいタイトルに惹《ひ》かれて、
読んでくれたらうれしい。少々おかしい人の中に「△に生きる」という言葉が
流行ってくれたら、苦労して書いたかいが見えてくる。
おかしい人の時代が、もうすぐやってくる。
おかしい人達の時代は、日本がもう一度元気になる時だ。
元気な日本。きっとくる。信じている。

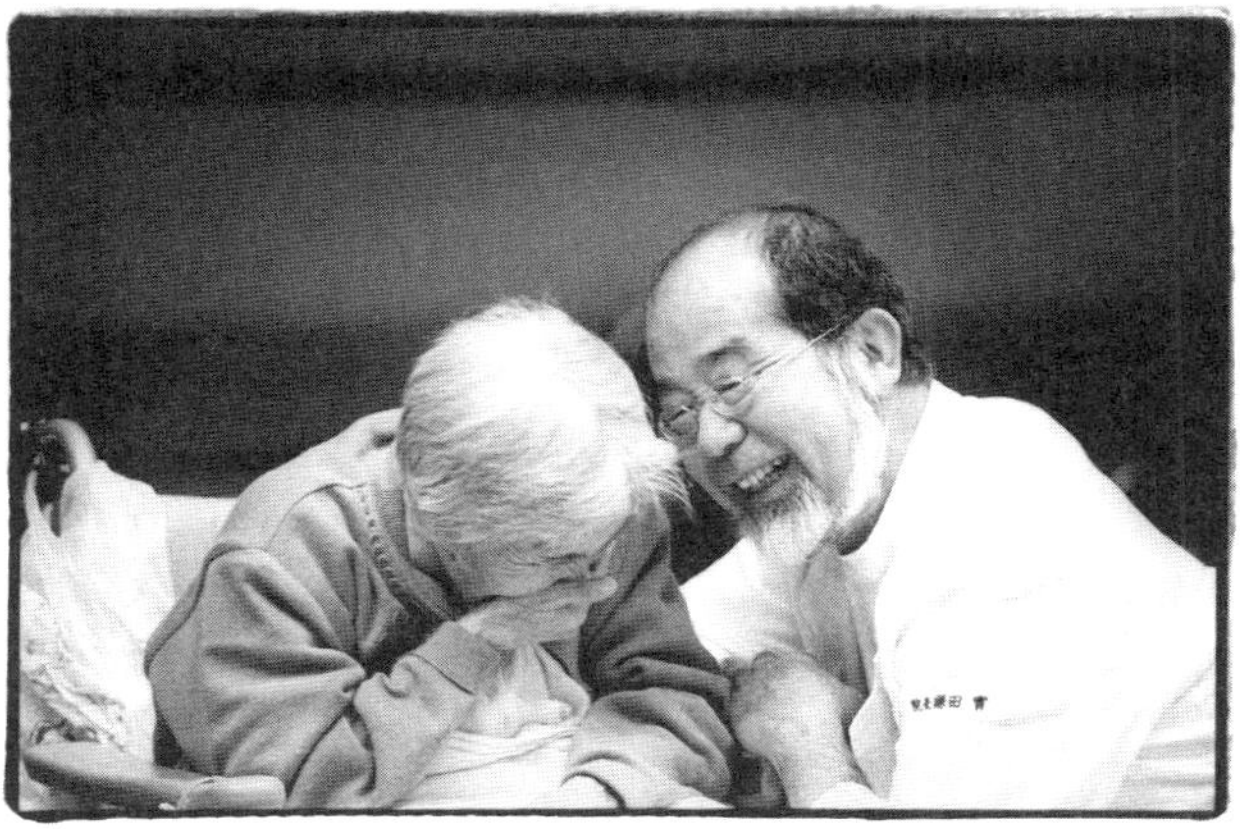

諏訪中央病院で患者さんと向き合う著者。

参考・引用文献

・『元気が出るゲバラ語録』知的好奇心研究会＝編著／リイド文庫
・『チェ・ゲバラの遥かな旅』戸井十月／集英社文庫
・『世界がキューバ医療を手本にするわけ』吉田太郎／築地書館
・『チェ・ゲバラ 情熱の人生』フェルナンド・ディエゴ・ガルシア＋オスカー・ソラ＝編／マティルデ・サンチェス＝著／レナーテ・ヘロルド＝翻訳／発行所＝スタジオ・ナダ
・『人は成熟するにつれて若くなる』ヘルマン・ヘッセ＝著／訳＝岡田朝雄／草思社文庫

鎌田 實
かまた・みのる
1948年東京都生まれ。東京医科歯科大学医学部卒業。1974年に長野県の諏訪中央病院に赴任。1988年に同病院院長に就任。2005年より同病院名誉院長。一貫して住民と共につくる医療を実践。チェルノブイリ、イラクの救援活動を長年続けている。2006年、読売国際協力賞受賞。『がんばらない』（集英社文庫）などベストセラー多数。

ポプラ新書
001
○に近い△を生きる
「正論」や「正解」にだまされるな
2013年 9月18日 第1刷発行
2013年11月22日 第6刷

著者
鎌田 實
発行者
坂井宏先
編集
千 美朝・木村やえ
発行所
株式会社 ポプラ社
〒160-8565 東京都新宿区大京町22-1
電話 03-3357-2212（営業） 03-3357-2305（編集） 0120-666-553（お客様相談室）
FAX 03-3359-2359（ご注文）
振替 00140-3-149271
一般書編集局ホームページ http://www.poplarbeech.com/
ブックデザイン
鈴木成一デザイン室
印刷・製本
図書印刷株式会社

N.D.C.159/261P/18cm ISBN978-4-591-13630-0

生きるとは共に未来を語ること 共に希望を語ること

昭和二十二年、ポプラ社は、戦後の荒廃した東京の焼け跡を目のあたりにし、次の世代の日本を創るべき子どもたちが、ポプラ(白楊)の樹のように、まっすぐにすくすくと成長することを願って、児童図書専門出版社として創業いたしました。

創業以来、すでに六十六年の歳月が経ち、何人たりとも予測できない不透明な世界が出現してしまいました。

この未曾有の混迷と閉塞感におおいつくされた日本の現状を鑑みるにつけ、私どもは出版人としていかなる国家像、いかなる日本人像、そしてグローバル化しボーダレス化した世界的状況の裡で、いかなる人類像を創造しなければならないかという、大命題に応えるべく、強靭な志をもち、共に未来を語り共に希望を語りあえる状況を創ることこそ、私どもに課せられた最大の使命だと考えます。

ポプラ社は創業の原点にもどり、人々がすこやかにすくすくと、生きる喜びを感じられる世界を実現させることに希いと祈りをこめて、ここにポプラ新書を創刊するものです。

未来への挑戦!

平成二十五年 九月吉日

株式会社ポプラ社 代表取締役社長 坂井宏先